新 入門解剖図譜

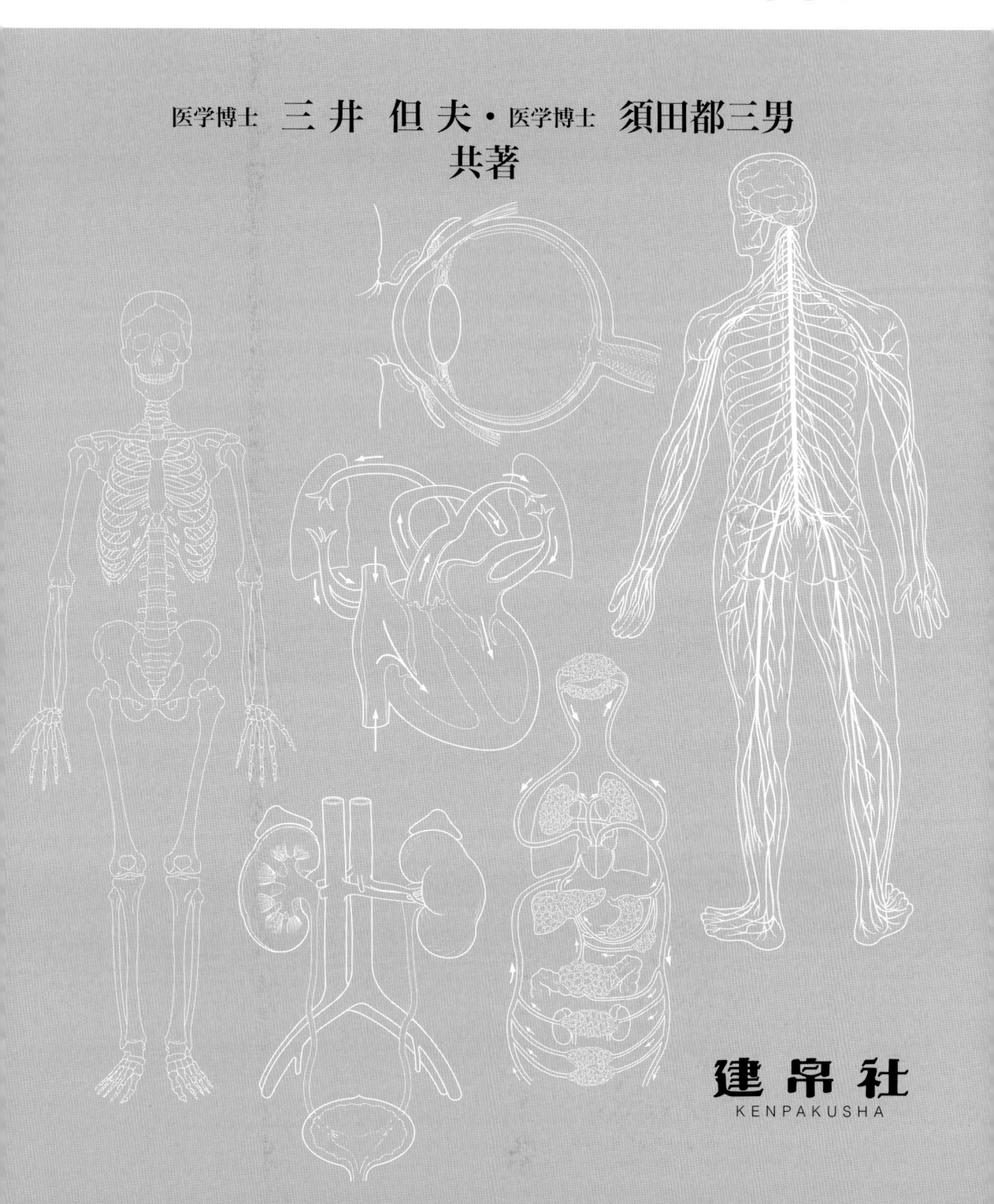

医学博士 三井 但夫・医学博士 須田都三男
共著

建帛社
KENPAKUSHA

まえがき

　人間の歴史がこの世に始まって以来，ひとの住む家の構造や，ひとを取りまく交通機関の構造は，驚くほどの変化をとげたにもかかわらず，ひと自身の体の方は一体どうなったのでしょうか？人体の基本構造は，恐らく何百年も，あるいは何千年も前から同じであると考えられています。してみると，そのような体をしらべる解剖学は，単に過去の発掘に過ぎない，いかにも古めかしい学問のようにもみえますが，いつの時代でも，人間にとって，人間の体は神秘的で大変興味深いものです。それは，日本人が日本の地図を見て，いつもいろいろ感ずるものがあるのと同様です。

　人体解剖学は，16世紀のなかばごろから正確な学問として発展し，こんにちまでの400年間にいろいろ進歩をとげました。そのぼう大な学問を，本書のような小冊子に全部網羅してまとめることは，まさに至難のわざであるとはいえ，それを要約して一般の人びとにも分かりやすく指摘することは，わたくしども解剖学者の，任務の一つであると考えています。

　本書は，著者の原図と東西の名著とくに岡嶋解剖学からの改写図を，松本精三画伯が丹念に修飾して成ったものです。図中に用いられる解剖学名は，日本解剖学会の定める新しい用語に統一され，旧学名，発見者の名前，説明などは，必要に応じて付記されています。

　本書を出版するに当たって，絶えず推進，指導の役をつとめられた玉木正季博士に深謝し，精密な描写の労をとられた松本精三画伯，さらに編集上の貴重な助言を与えられた建帛社の相川操，秋元君男の諸氏に対し，心よりお礼を申しあげます。

　一読者から「私はこの解剖図譜にある，どこかの病気で死ぬかと思うと淋しい」という感想を聞きました。死ぬことなど考えず，そこを丈夫にして下さいというのが，本書のかげの目的です。

　　昭和49年9月

三井 但夫

目　次

骨　格
- 図 1　全身骨格　前面　　2
- 　2　全身骨格　後面　　3
- 　3　頭蓋　前面　　3
- 　4　骨の前頭断面　　3
- 　5　脊柱　外側面　　4
- 　6　椎間円板　水平上面　　4
- 　7　椎骨の通性　　4
- 　8　胸椎　外側面　　4
- 　9　脊柱　正中断面　　4
- 　10　全身骨格　左外側面　　5
- 　11　骨盤　前面　　5
- 　12　骨盤の諸径　水平上面, 正中断面　　5
- 　13　頭蓋　外側面　　6
- 　14　外頭蓋底　　6
- 　15　手の骨　背面(右)　　7
- 　16　手の骨　内側面(左)　　7
- 　17　足の骨　背側面(右)　　7
- 　18　足の骨　内側面(右)　　7
- 　19　泉門と縫合(新生児)　　8
- 　20　胸郭　　8

関　節
- 図 21　関節の模型図　　8
- 　22　寛骨　外側面(右)　　8
- 　23　顎関節　右外側面　　9
- 　24　肩関節　右前面　　9
- 　25　膝関節　左内側面　　9
- 　26　肘関節　右前面　　9
- 　27　股関節　右前面　　9

筋　肉
- 図 28　全身の筋肉　前面　　10
- 　29　筋肉の起始と停止　　11
- 　30　顔面筋　　11
- 　31　上半身の筋肉　　11
- 　32　全身の筋肉　後面　　12
- 　33　咀嚼筋　　13
- 　34　前腹壁の筋肉　　13
- 　35　互いに拮抗する筋肉　　13

血液と血管
- 図 36　血液(末梢血)　　14
- 　37　全身血液循環　　14
- 　38　肺循環(小循環)　　14

心　臓
- 図 39　心臓　前面　　15
- 　40　心臓の弁　　15
- 　41　心臓の刺激伝導系　　15
- 　42　心臓の模式図　　15

脈　管
- 図 43　脳底面の動脈　　16
- 　44　大脳の前頭断面　　16
- 　45　脳髄の動脈の起源　　16
- 　46　心臓から脳髄へいく動脈の経路　　16
- 　47　頭頸部の動脈　　17
- 　48　腹腔動脈と上腸間膜動脈　　17
- 　49　手の指　横断面　　17
- 　50　指の動・静脈と神経　　17
- 　51　皮下静脈　　18
- 　52　頭部の静脈　　19
- 　53　門脈系統　前面　　19
- 　54　全身の動脈　　20
- 　55　動脈の幹線　　20
- 　56　全身の静脈　　21
- 　57　静脈の幹線　　21
- 　58　脳硬膜の静脈洞　　22
- 　59　海綿静脈洞を貫通するもの　前頭断面　　22
- 　60　胎児の大血管　　23
- 　61　胎児の血液循環　　23
- 　62　胎児と胎盤との血行　　23
- 　63　胸管とリンパ系　　24
- 　64　リンパ管とリンパ節　　24

内臓一般
- 図 65　体の正中断面　　25
- 　66　内臓の系統図　　26

口
- 図 67　口峡と口蓋扁桃　　27
- 　68　口腔腺(唾液腺)　　27
- 　69　歯の配列　永久歯　　27
- 　70　歯の構造　　27

消化器

図 71	消化器	28
72	肝臓　前面	29
73	肝臓　下面	29
74	腸間膜	29
75	総胆管と膵管の合流	29
76	十二指腸と膵臓　前面	29
77	頭部　正中断面	30
78	声帯　上面	30
79	食道の走り方と狭部	30
80	胃	30

呼吸器

図 81	肺門と肺胞	31
82	副鼻腔	31
83	気管と気管支　前面	31
84	胸腹部内臓の表層部	32
85	肺組織の番号付け	32
86	胸部の横断面	33

泌尿器・生殖器と腹膜

図 87	腹膜と腎臓の位置	33
88	泌尿器	33
89	腎臓　前頭断面	34
90	網嚢　正中断面	34
91	女性生殖器	34
92	女性尿生殖器　正中断面	34
93	男性尿生殖器　正中断面	34

内分泌器

図 94	内分泌器官	35
95	精巣	35
96	卵巣	35

内臓の位置

図 97	内臓の位置　前面	36
98	内臓の位置　後面	36

子宮と胎児

図 99	子宮周期	37
100	ヒトの胎児の形態	37

脳・神経と感覚器

図 101	全身の神経系統	38
102	ニューロン	38
103	脊髄に出入する神経	38
104	左大脳半球　外側面	39
105	大脳半球を取り除いた脳の後面	39
106	脳髄　正中断面	39
107	脊髄　横断面	39
108	内包と大脳基底核	40
109	錐体路の伝導路	40
110	感覚神経の伝導路	40
111	脳の髄膜　前額断	41
112	脳室　上面	41
113	脳室　正中断面	41
114	中脳　横断面	41
115	脳底における脳神経の起始部	42
116	視覚路	42
117	聴覚路	42
118	三叉神経	43
119	顔面神経その他	43
120	右上肢の神経	43
121	肋間神経	44
122	坐骨神経　後面	44
123	迷走神経	44
124	下肢の神経　外側面	44
125	体の部位の名称	45
126	皮膚の感覚神経	45
127	眼　耳介　爪　鼓膜	46
128	眼球　矢状断	46
129	左眼底	46
130	平衡・聴覚器	46
131	眼筋	47
132	皮膚の構造	47
133	鼓膜と耳小骨	47
134	右の内耳（迷路）　上面	47
135	乳房	48
136	舌の背面	48
137	眼窩と鼻軟骨	48
138	嗅覚器（鼻腔）	48

自律神経

図 139	自律神経系	49
140	大脳辺縁系	50
141	海馬	50
142	交感神経幹　前面	50

索　引 ……………………………51

【凡　例】

1．漢　字

日本解剖学会は，下記の漢字について，矢印の右側に示す新字体を採用している。どちらを使用しても差し支えないとされているが，本書では，簡明化した新字体を用いることとした。

　　　頚→頸　　脛→脛　　鼡→鼡　　頬→頬　　嚢→嚢
　　　鎖→鎖　　橈→橈　　臍→臍　　瞼→瞼　　彎→弯

2．医学用語とその'読み'

下記に準じた。

　　　日本解剖学会編：解剖学用語〔改訂12版〕，丸善，1987.
　　　日本医学会医学用語管理委員会編：日本医学会医学用語辞典英和〔第2版〕，
　　　南山堂，2001.

ただし，複数の'読み'が許されているものについては，フリガナをふらなかった。
　　　例）　左（さ，ひだり）結腸動脈，右（う，みぎ）大動脈弓，など

3．身体の位置と方向の表現法

以下を基本とした。ただし，表記が煩雑になるものについては適宜省略した。

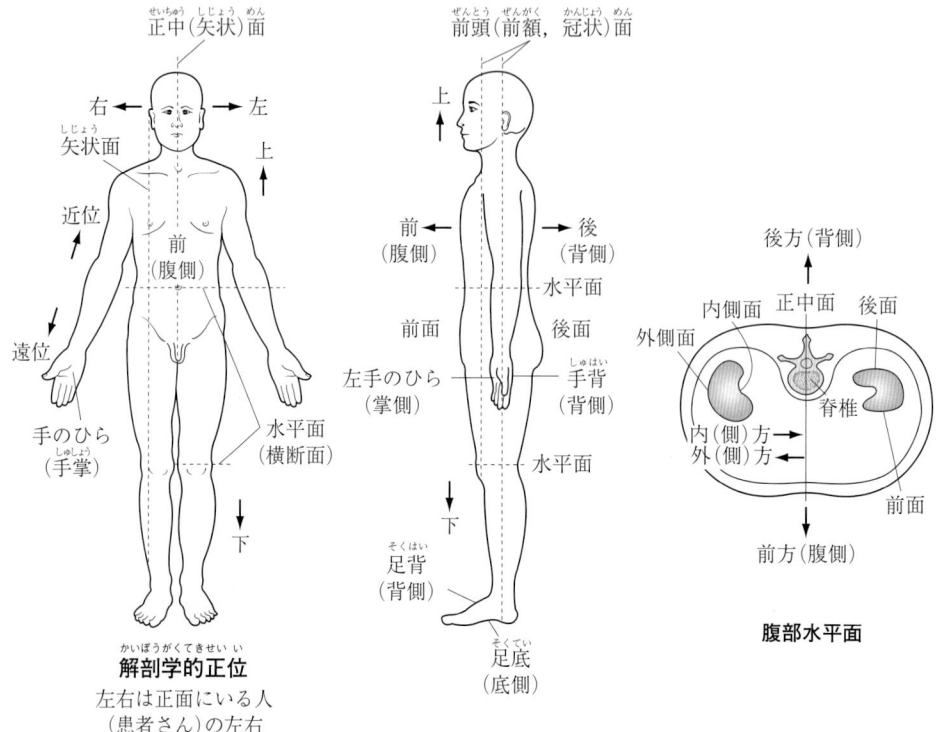

4．主な新旧学名対照表

＊は俗名．◇は新・旧名称の併用可．

部　位	新名称	旧名称	掲載頁
骨	大孔	大後頭孔◇	6
骨	顎関節	下顎関節	9
筋	胸鎖乳突筋	胸鎖乳様筋（点頭筋＊）	11
脈管	心膜	心囊	15
脈管	リンパ節	淋巴腺	24
内臓	歯肉	歯齦	27
内臓	切歯	門歯	27
内臓	エナメル質	琺瑯質	27
内臓	セメント質	白堊質	27
内臓	扁桃	扁桃腺	27, 30, 48
内臓	虫垂	虫様突起	26, 28, 36
内臓	胸膜	肋膜＊	32, 33
内臓	腎盤	腎盂◇	26, 34
内臓	精巣	睾丸	26, 34, 35
神経・感覚器	内包	内囊	16, 40
神経・感覚器	クモ膜	蜘蛛膜	41
神経・感覚器	内耳神経	聴神経	42, 46
神経・感覚器	視神経円板	視神経乳頭◇	46
神経・感覚器	強膜	鞏膜	46
神経・感覚器	毛包	毛囊	47
その他	鼡径	鼠蹊	13, 33, 45
その他	殿部	臀部	45
その他	下肋部	季肋部	45
その他	ヒダ	皺襞	30

5．人名の付いた多用される解剖用語

国	人名の付いた用語	用　語	掲載頁
ギリシャ神話の英雄	アキレス腱	踵骨腱	7, 12
イギリス	ウイリス動脈輪	大脳動脈輪	16
フランス	ウィンスロー孔	網囊孔	34
ドイツ	ウェルニッケ中枢	感覚性言語中枢	39
オランダ	グラーフ卵胞	胞状卵胞	35
ドイツ	シュワン鞘	神経線維鞘	38
イギリス	ダグラス窩	直腸子宮窩	34
日本	田原結節	房室結節	15
イギリス	ハイモア洞	上顎洞	31
イタリア	ヴァルサルヴァ洞	大動脈洞	20
チェコスロバキア	プルキンエ線維	伝導心筋線維	15
フランス	ブロカ中枢	運動性言語中枢	39
イタリア	ボタロ管	動脈管	23
イタリア	ユースタキオ管（欧氏管）	耳管	46
ドイツ	ランゲルハンス島	膵島	35

新 入門解剖図譜

脊柱を有する動物を脊椎動物（英語ではvertebrate）という。ヒトもその一種であり，ヒトの脊柱は下記の5種類の椎骨よりなる（p.4，図5）。
 Ⅰ）頚椎　7個
 Ⅱ）胸椎　12個
 Ⅲ）腰椎　5個
 Ⅳ）仙椎　5個
 Ⅴ）尾椎　4個
ただし，尾椎は3～6個の変異幅がある。また成人では仙椎が全部癒着して仙骨となり，尾椎が全部癒着して尾骨となる。

長い骨（長骨），豆状の短骨，板のような扁平骨，不規則で特有な形の不規則骨などいろいろな骨がうまく組み合わさって，全身の骨組みとなる骨格をつくる。

前腕では橈骨が親指側にあり，下腿では脛骨が親指側にある。これらは，「親からもらった時計（橈・脛）」と覚えるのがよい。

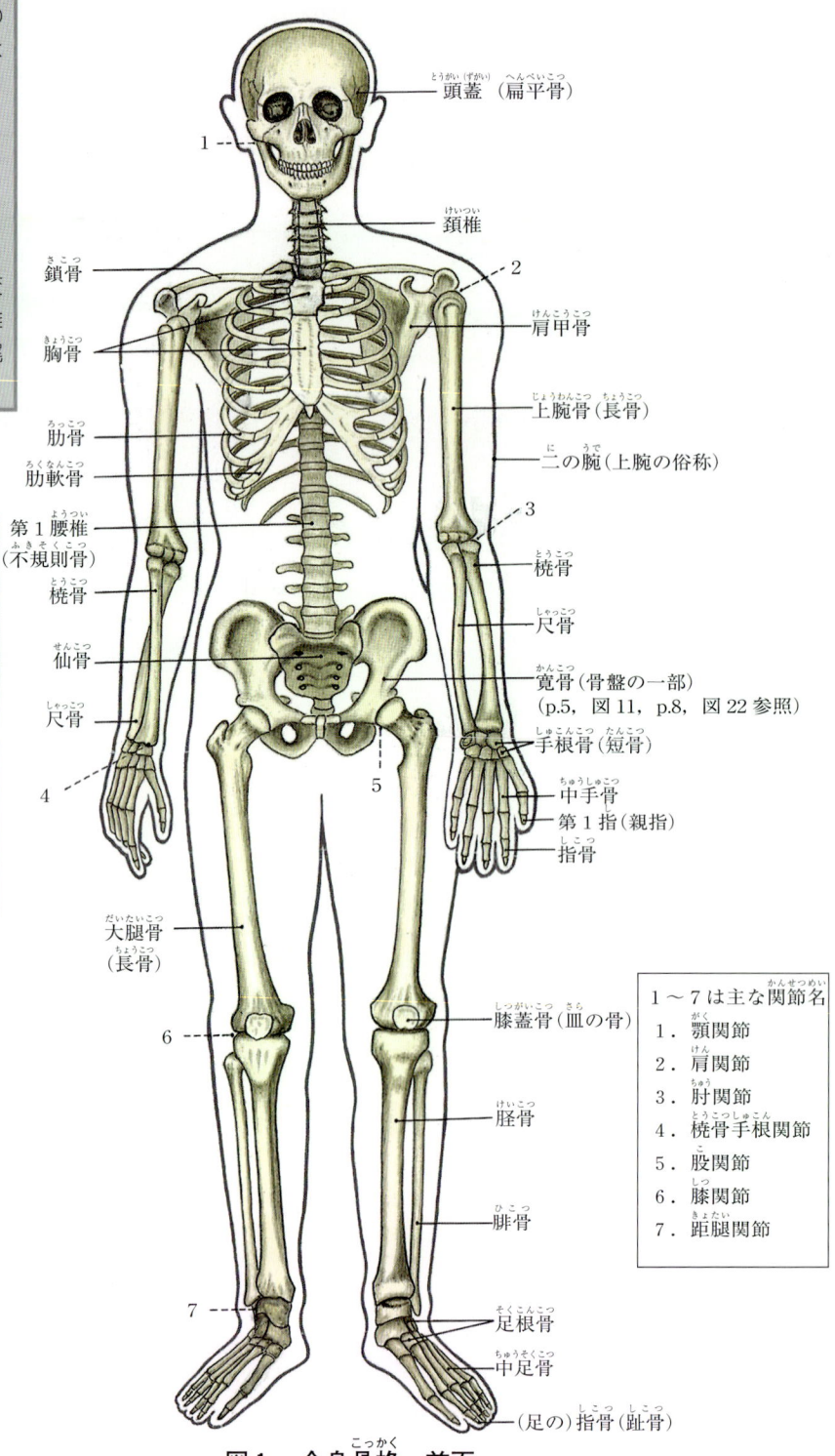

図1　全身骨格　前面

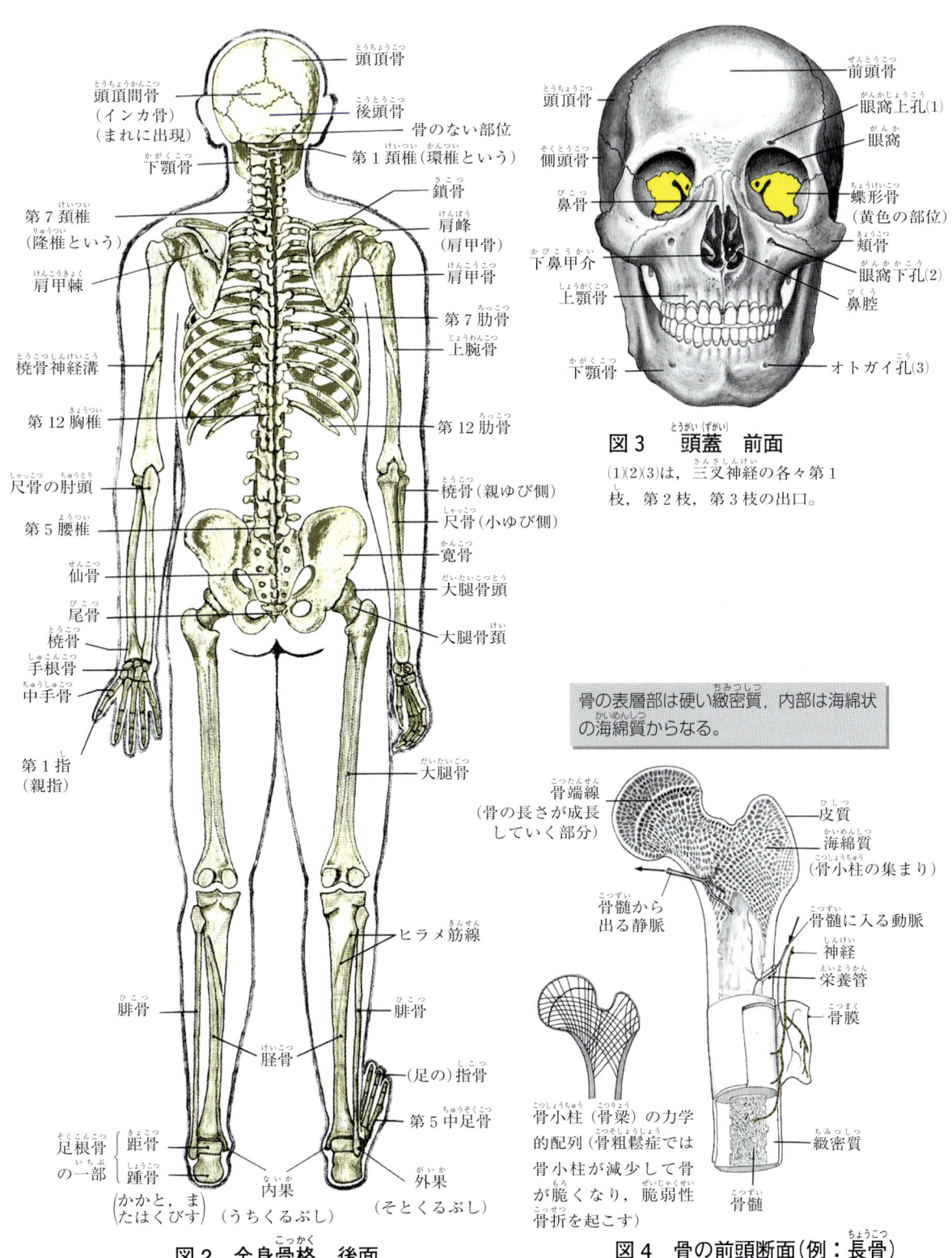

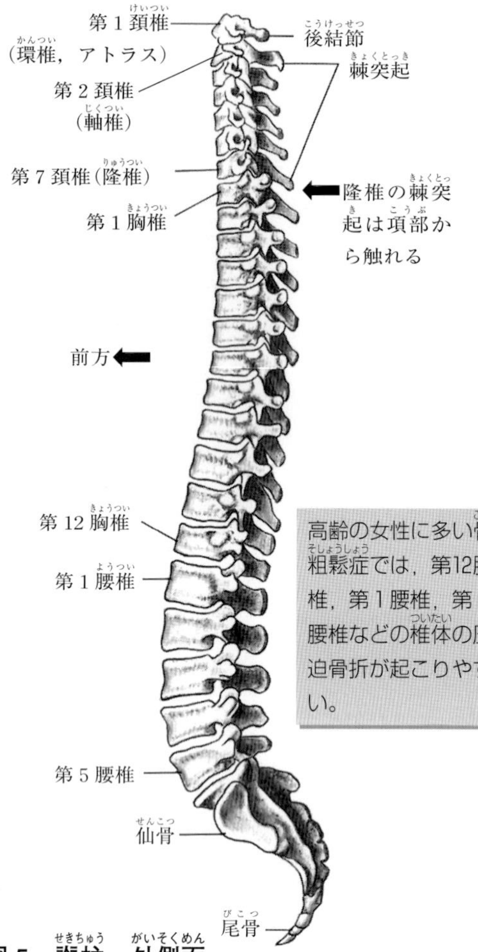

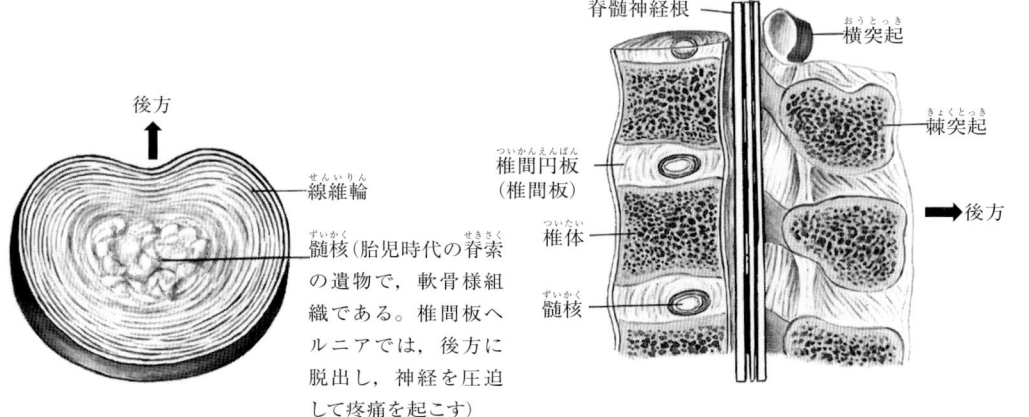

図5 脊柱　外側面

図6 椎間円板(俗称 椎間板)　水平上面

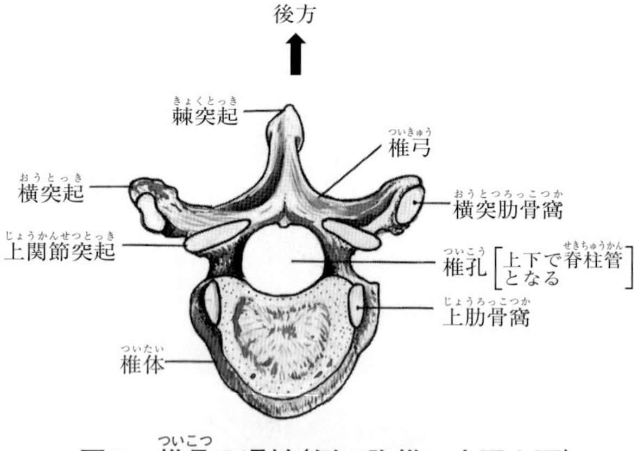

図7 椎骨の通性(例：胸椎　水平上面)

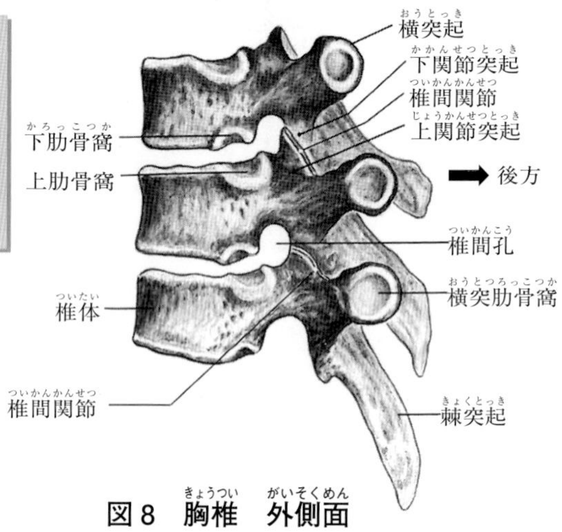

図8 胸椎　外側面

図9 脊柱(腰椎部)　正中断面

高齢の女性に多い骨粗鬆症では，第12胸椎，第1腰椎，第2腰椎などの椎体の圧迫骨折が起こりやすい。

髄核(胎児時代の脊索の遺物で，軟骨様組織である。椎間板ヘルニアでは，後方に脱出し，神経を圧迫して疼痛を起こす)

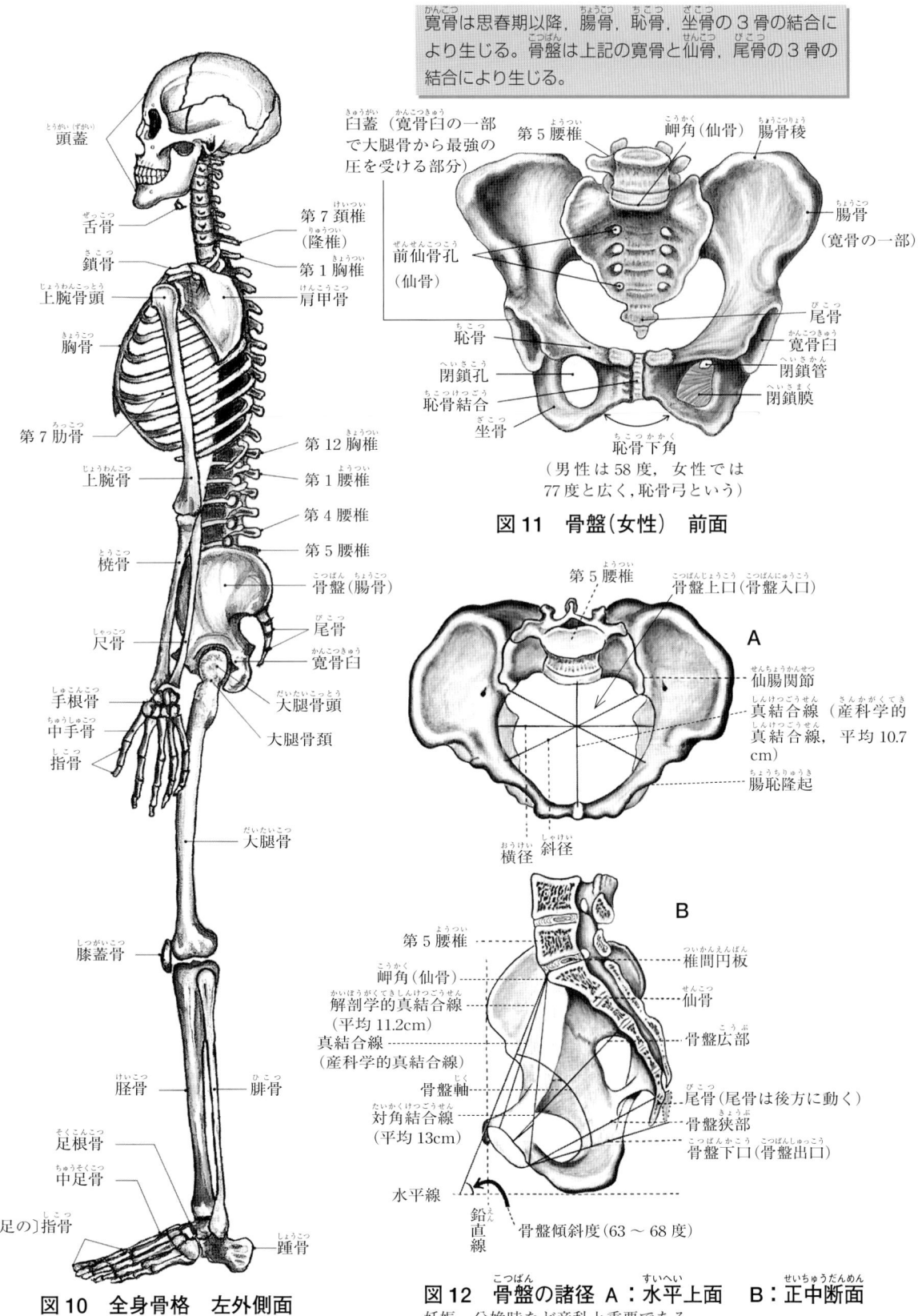

図10 全身骨格 左外側面

図11 骨盤(女性) 前面

図12 骨盤の諸径 A：水平上面 B：正中断面
妊娠，分娩時など産科上重要である。

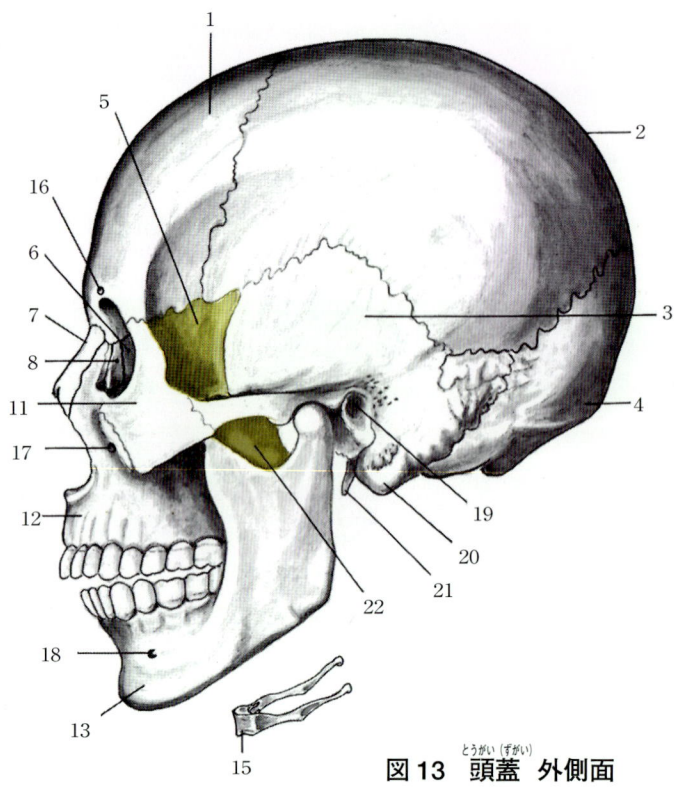

図13 頭蓋 外側面

1～10を頭蓋骨といい，脳を入れる容器となりヘルメットのように脳を守る。11～15を顔面骨とよび，咀嚼機能をもち，その未発達な小児では小さい。両者を合わせて単に頭蓋という。

頭蓋骨で囲まれる内部を頭蓋腔とよび，その底部を頭蓋底という。

1. 前頭骨
2. 頭頂骨
3. 側頭骨
4. 後頭骨
5. 蝶形骨
6. 篩骨
7. 尾骨
8. 涙骨
9. 鋤骨
10. 下鼻甲介 (p.48，図138 参照)
11. 頬骨
12. 上顎骨
13. 下顎骨
14. 口蓋骨
15. 舌骨
16. 眼窩上孔
17. 眼窩下孔
18. オトガイ孔
19. 外耳孔
20. 乳様突起
21. 茎状突起
22. 翼状突起外側板（蝶形骨）
23. 大(後頭)孔
24. 大翼(蝶形骨)
25. 棘孔
26. 卵円孔
27. 頸静脈孔
28. 切歯窩
29. 正中口蓋縫合
30. 頸動脈管
31. 後頭顆
32. 咽頭結節
33. 下顎窩
34. 頬骨弓
35. 茎乳突孔(顔面神経の出てくる部位)

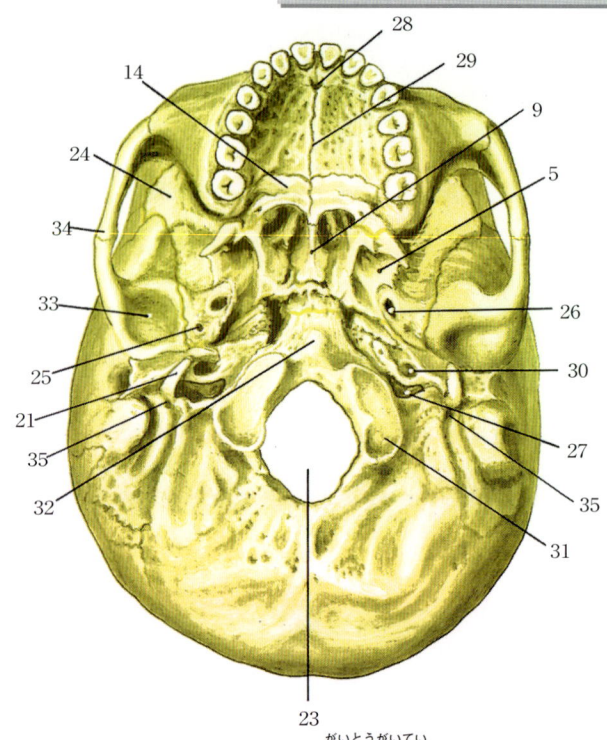

図14 外頭蓋底

本例では一部の大臼歯が骨の中に埋没して見えない。

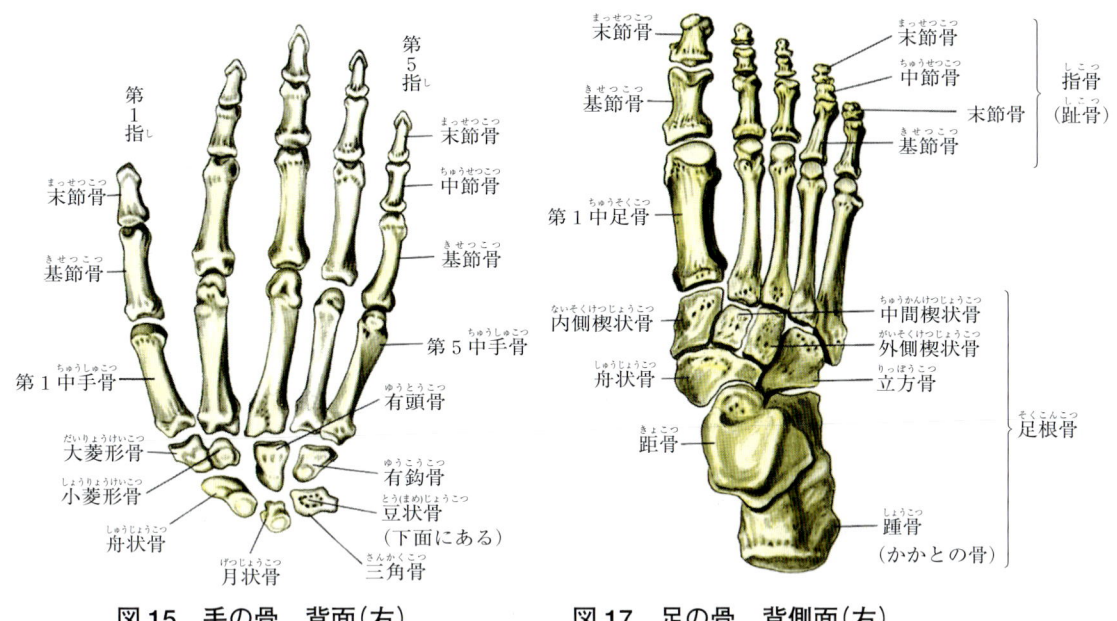

図15　手の骨　背面（右）

図17　足の骨　背側面（右）

手と足の第1指（親指）には中節骨がない。

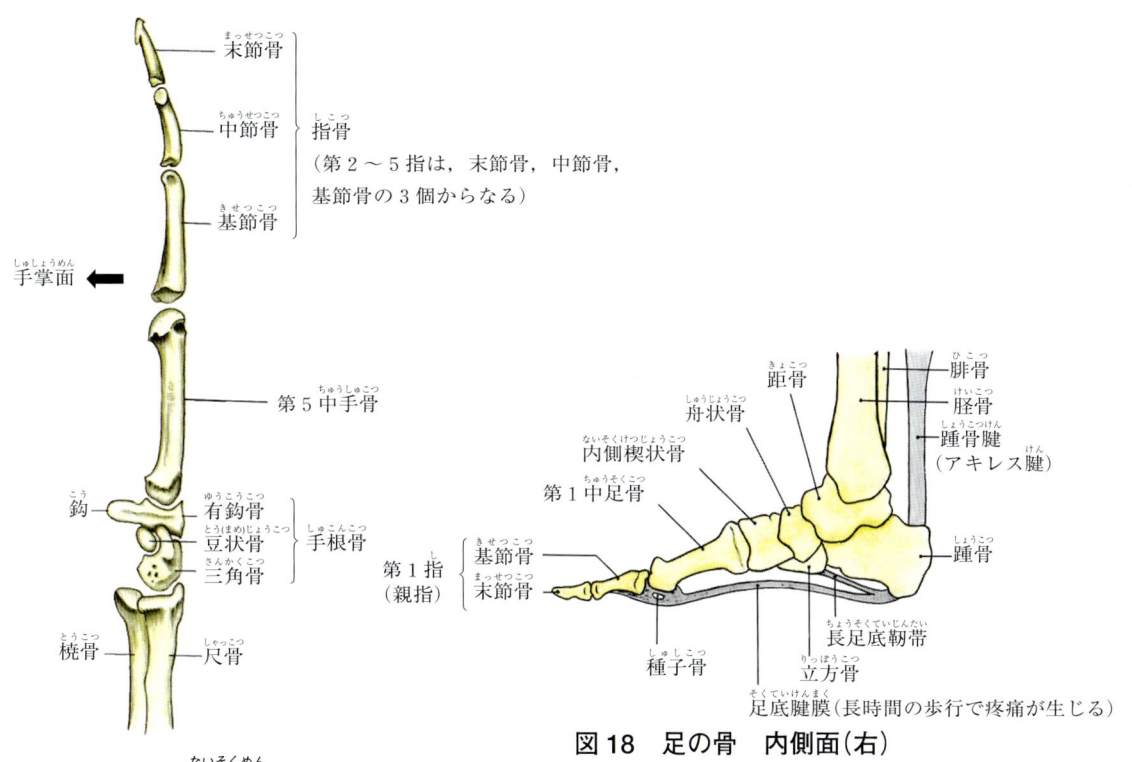

図16　手の骨　内側面（左）

図18　足の骨　内側面（右）

泉門の閉鎖：大泉門は生後2年頃閉鎖してブレグマとなり，小泉門は生後1年頃閉鎖してラムダとなる。

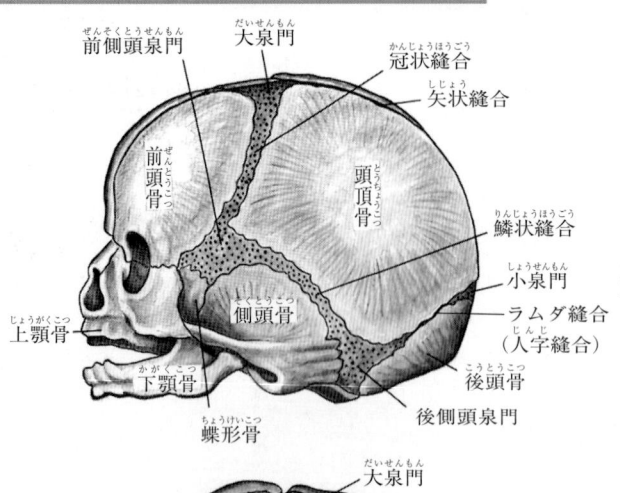

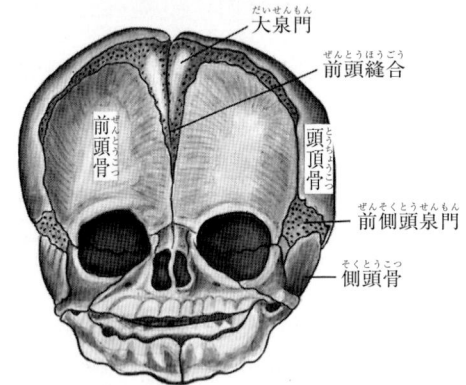

図19　泉門と縫合（新生児）

分娩時には広い泉門により産道に合わせて頭を変形することができる。

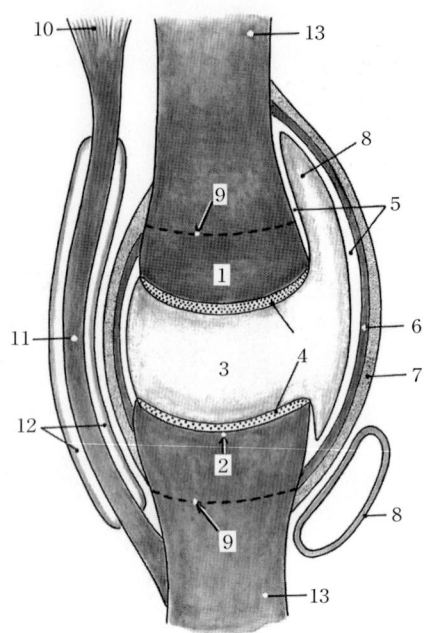

図21　関節の模型図

1．関節頭　2．関節窩　3．関節腔（潤滑油に相当する滑液を入れる。その滑液は関節軟骨を栄養する）4．関節軟骨　5．滑膜（滑液を分泌する）6．関節包（関節囊）7．靱帯　8．滑液包（滑液囊）9．骨端線　10．筋肉　11．腱　12．腱鞘　13．骨

注：滑膜は関節包の一部であり，図のような滑膜性連結により運動が可能となり，これを関節という。

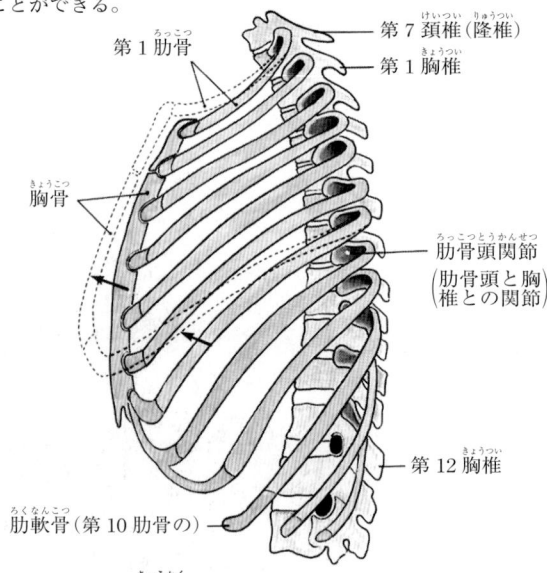

図20　胸郭

肋骨は吸気により点線へ挙上される。

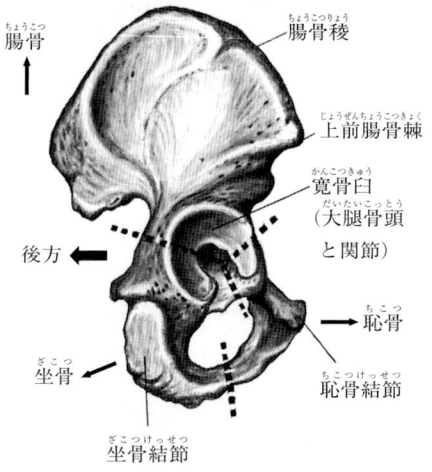

図22　寛骨　外側面（右）

点線は寛骨を構成する腸骨，坐骨，恥骨の境界を示す。

顎関節は咀嚼するために多様な運動を行い、過度の開口で脱臼を起こしやすい。

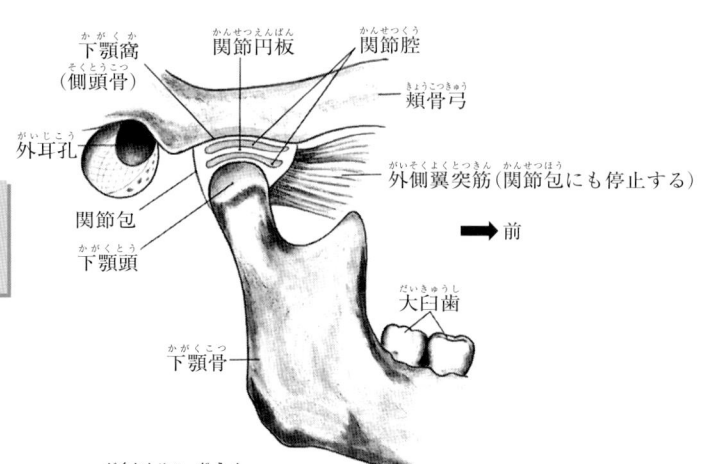

図23　顎関節（楕円関節）　右外側面

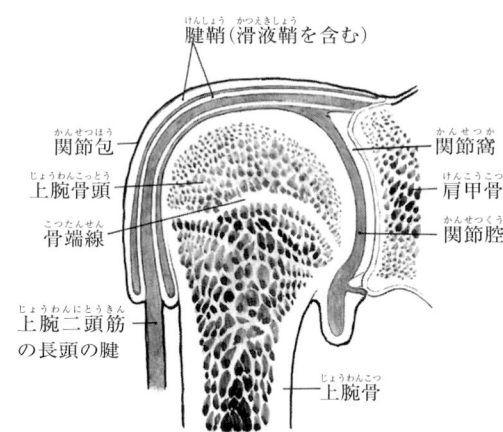

図24　肩関節（球関節）　右前面

肩関節は運動性が高いが、脱臼や炎症を起こしやすい。炎症では肩関節周囲炎（五十肩）が多い。

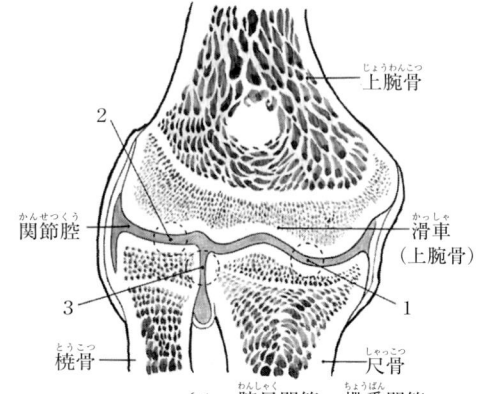

図26　肘関節　右前面
1．腕尺関節＝蝶番関節
2．腕橈関節＝球関節
3．腕橈尺関節＝車軸関節

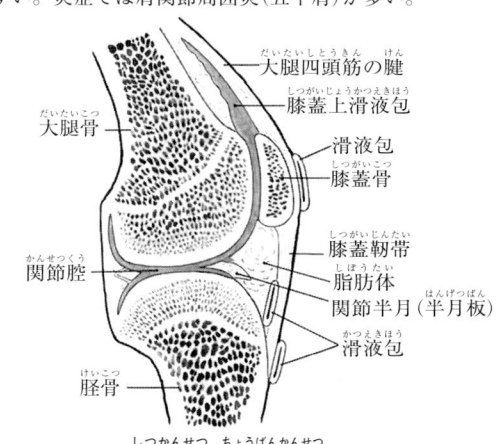

図25　膝関節（蝶番関節）　左内側面

関節軟骨の老化による変形性膝関節症が多い。

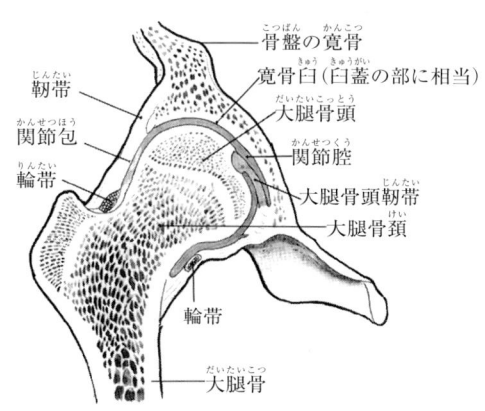

図27　股関節（臼状関節）　右前面（西　改写）

大腿骨頚部は細く、老化などによる骨量の減少した骨粗鬆症では骨折して、大腿骨頭壊死を伴う、重症な大腿骨頚部骨折が起こる。

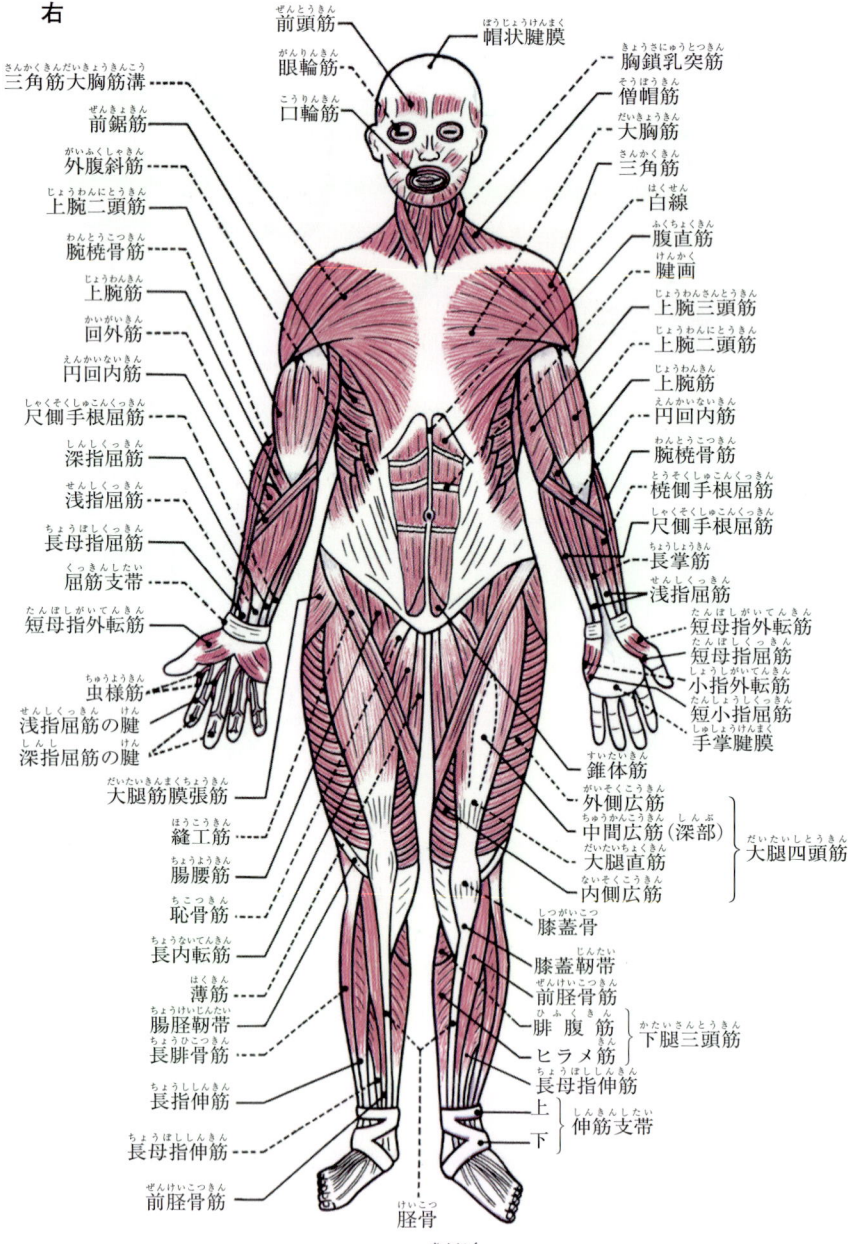

図28 全身の筋肉 前面
（ただし右の上肢は深部を示してある。）

筋肉はほとんどが骨に付着するので骨格筋という。骨格筋は自分の意志で動かせるので，随意筋ともよぶ。

骨格筋は2カ所以上の部位に付着し動きの大小によって，小さい付着部を起始，大きい付着部を停止という。

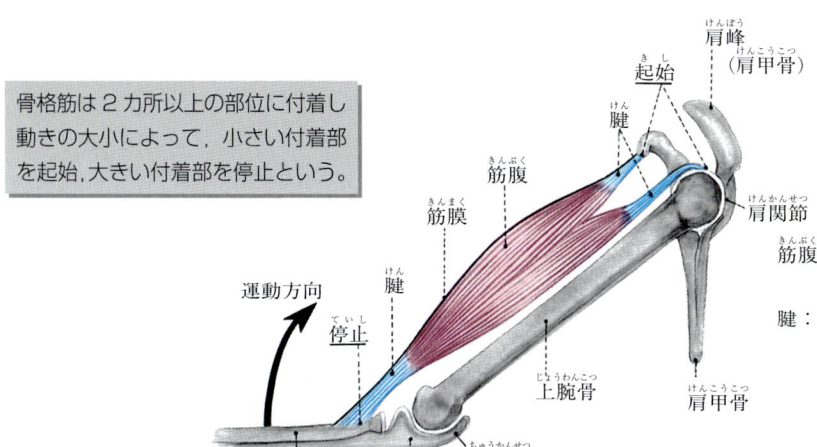

筋腹：筋の起始と停止の間の最も太い部分

腱：骨格筋が骨に付着し，筋肉の収縮力を骨に伝える白いひも状の部分

図29　筋肉の起始と停止（例：上腕二頭筋）

骨格筋の起始部を筋頭といい，筋頭が2つあると二頭筋という。

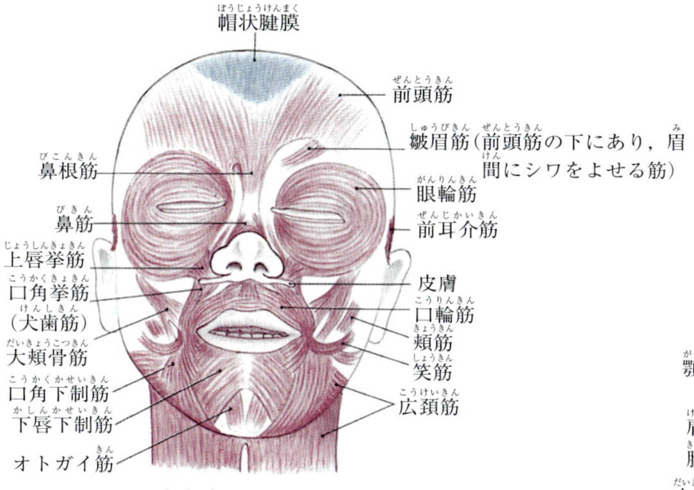

図30　顔面筋（Rauber 改写）

顔面筋は目，口，鼻を開閉させたり，顔の表情をつくる筋肉である。

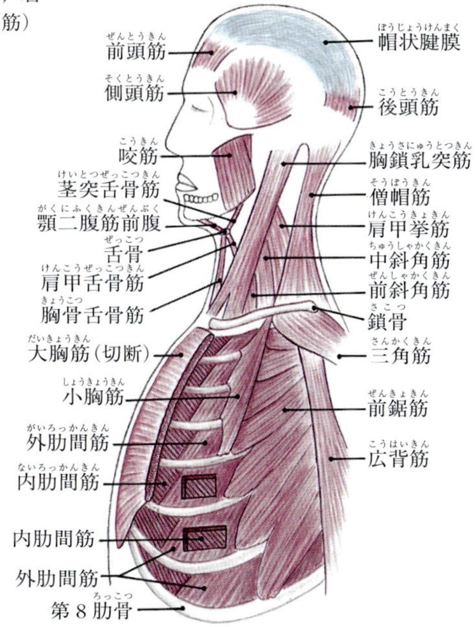

図31　上半身の筋肉

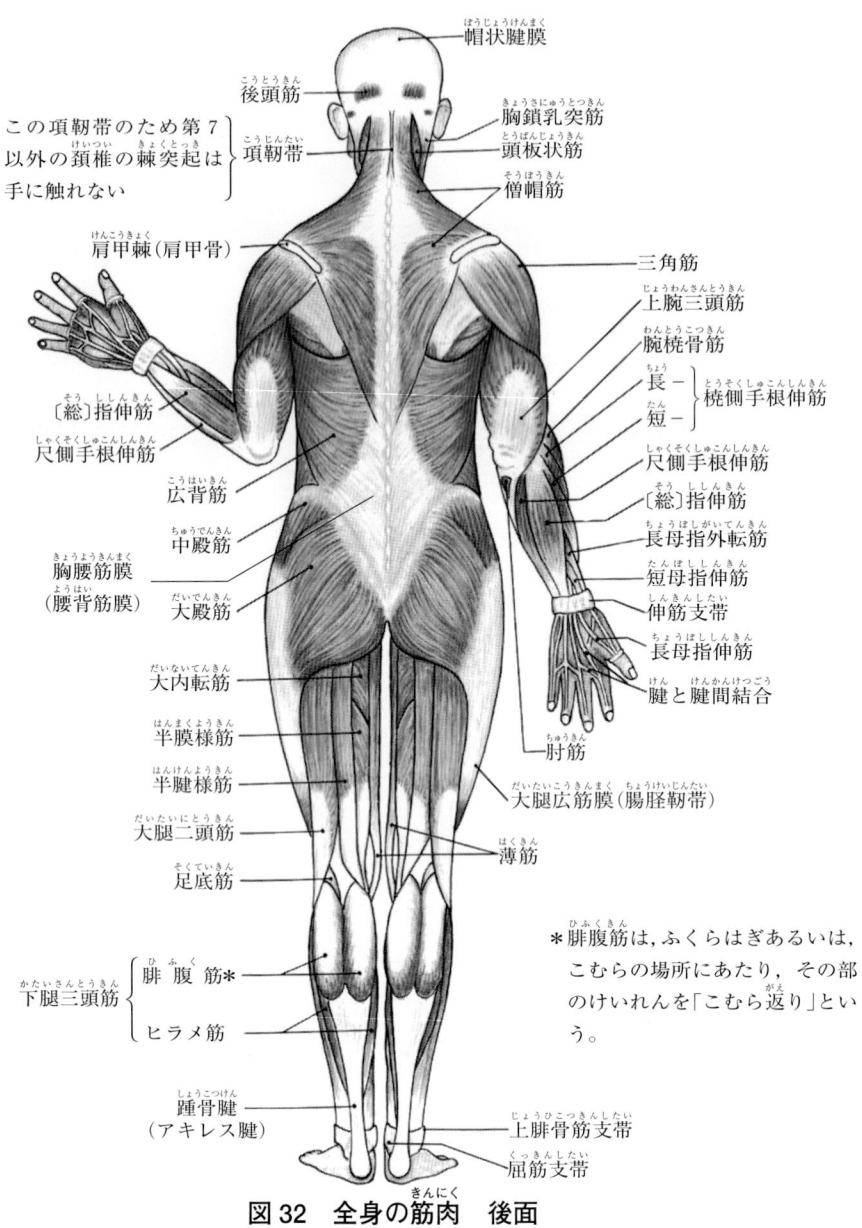

図32　全身の筋肉　後面

腱は急な強い動きで切れることがある。特にアキレス腱断裂は多い。

肉ばなれ：筋肉が突然，途中から断裂すること。激痛や赤く腫れるなどの急性症状を伴う。予備運動をしないで急に筋肉を強く収縮させると，下肢などに起こりやすい。治療上，冷湿布が有効。

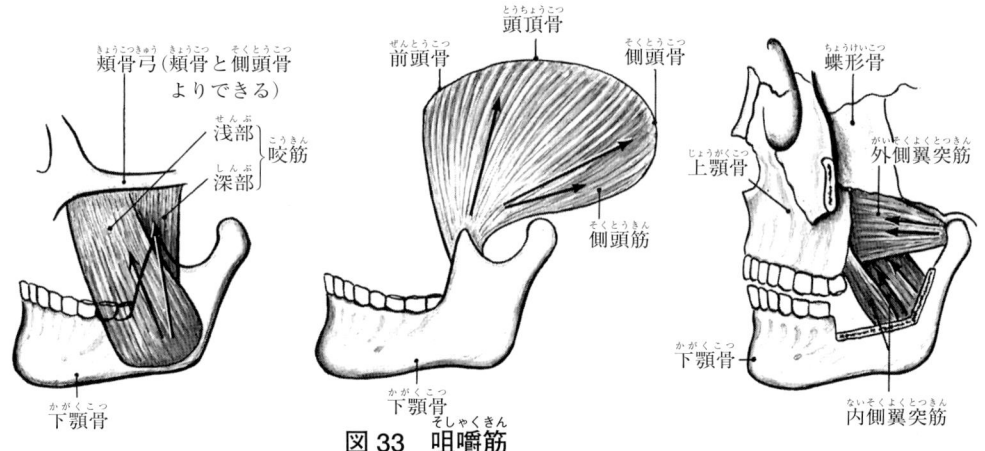

図33 咀嚼筋
矢印は下顎骨の動く方向。
下顎は咀嚼するために多様な複合運動を行う。

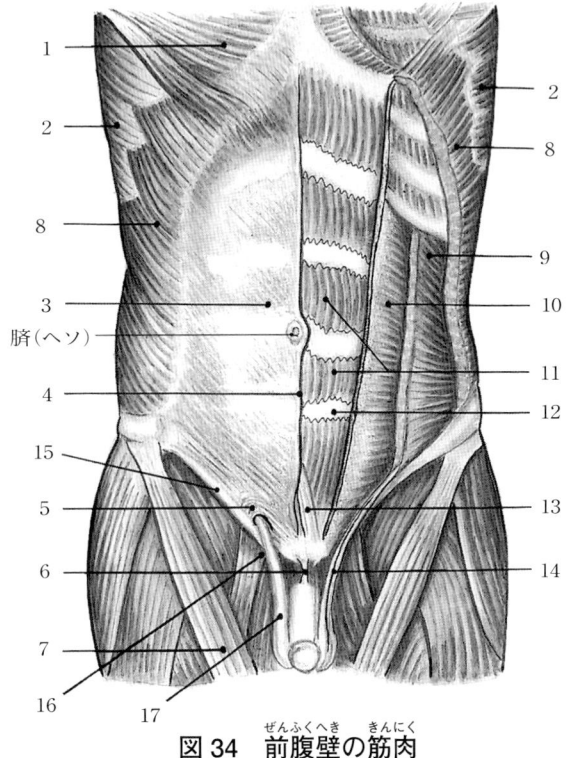

図34 前腹壁の筋肉

1 大胸筋　2 前鋸筋　3 腹直筋鞘　4 白線(腹筋腱膜)
5 鼡径管　6 陰茎ワナ靭帯　7 縫工筋
8 外腹斜筋　9 内腹斜筋　10 腹横筋　11 腹直筋
12 腱画(腹直筋を4〜5節に分ける)　13 錘体筋
14 精巣挙筋(精索の中)　15 鼡径靭帯　16 大腿輪(大腿管)
17 精索

手，足を曲げる屈筋と伸ばす伸筋は互いに拮抗する。

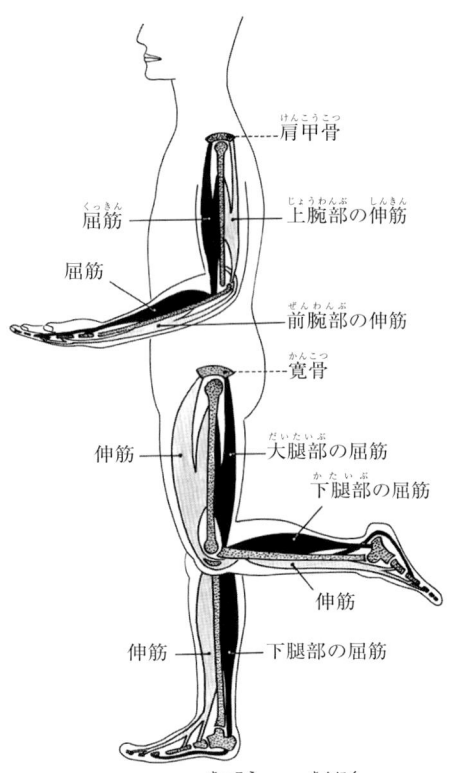

図35 互いに拮抗する筋肉

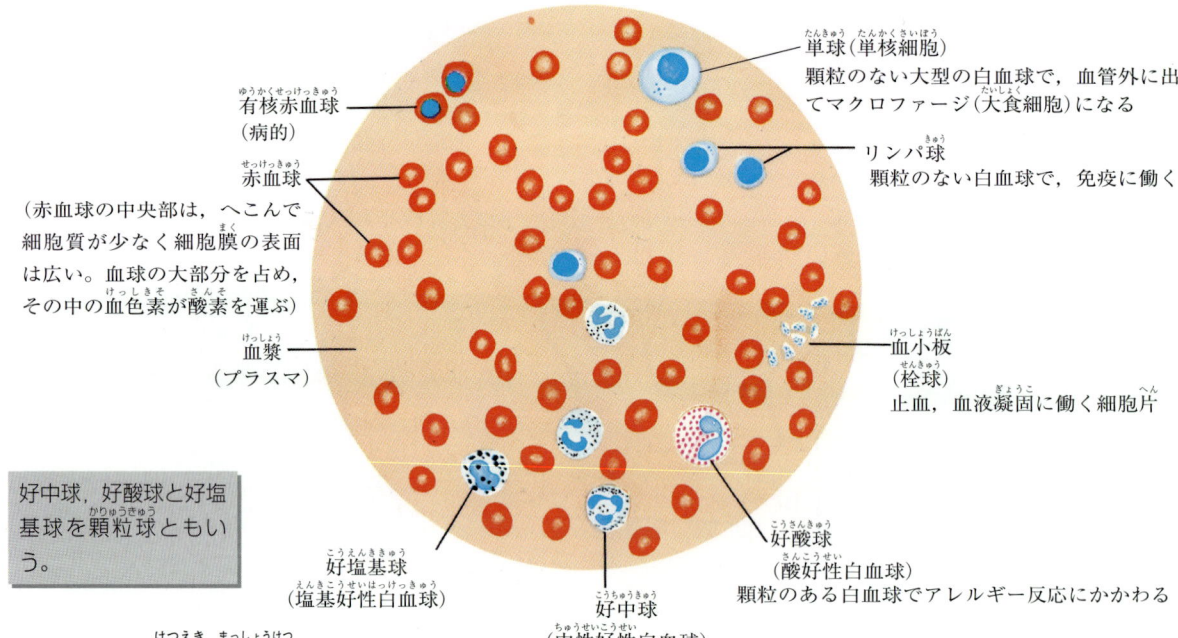

図36 血液(末梢血)

血液循環系を体循環(大循環)と肺循環(小循環)に分ける。体循環は酸素の多い血液が左心室から出て→動脈→毛細血管→静脈→右心房へ入るまで。肺循環は炭酸ガスの多い血液が右心室から出て、肺動脈→毛細血管(ガス交換をする)→肺静脈→左心房へ入るまでをいう。血液が左心室を出た後、全身を回り、肺循環を経由して再び同じ左心室に還る全身循環時間は、体の部位によって異なるが約50秒である。

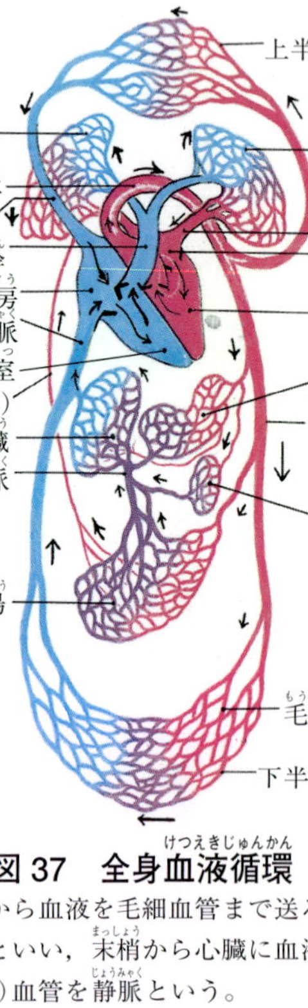

図37 全身血液循環
心臓から血液を毛細血管まで送る血管を動脈といい、末梢から心臓に血液が戻る(還流)血管を静脈という。

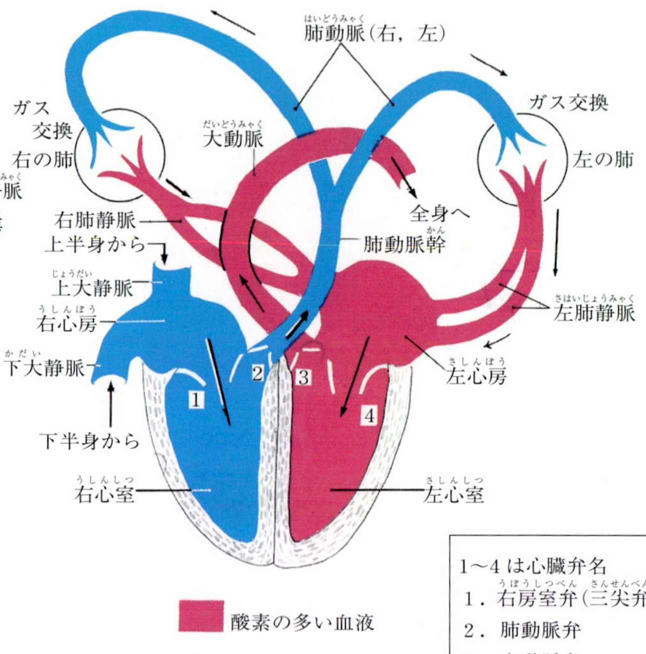

図38 肺循環(小循環)

1~4は心臓弁名
1. 右房室弁(三尖弁)
2. 肺動脈弁
3. 大動脈弁
4. 左房室弁(僧帽弁)

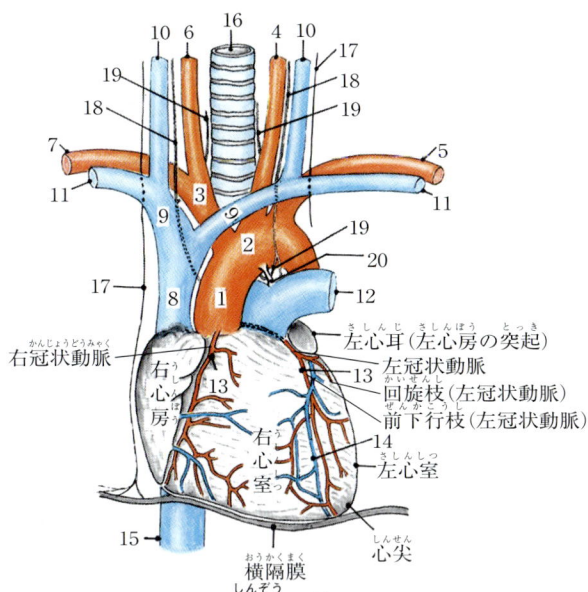

図39　心臓　前面

1．上行大動脈　2．大動脈弓　3．腕頭動脈
4．左総頸動脈　5．左鎖骨下動脈　6．右総頸動脈
7．右鎖骨下動脈　8．上大静脈　9．腕頭静脈
10．内頸静脈　11．鎖骨下静脈　12．肺動脈
13．冠状静脈（冠動脈）　14．大心（臓）静脈
15．下大静脈　16．気管　17．横隔神経
18．迷走神経　19．反回神経　20．動脈管索
（3．腕頭動脈は右のみにある）
（13．冠状動脈は心臓自身の組織を栄養する重要な血管であり、その中に血栓が形成されると、血流域の心筋が壊死し、心筋梗塞が起こる）

洞房結節が規則的に興奮し，その刺激が刺激伝導系を通って伝えられ，心拍動が起こる。

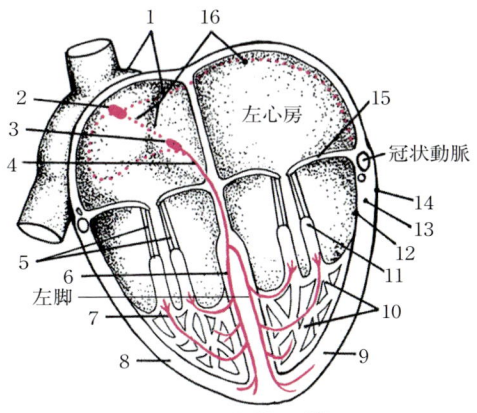

図41　心臓の刺激伝導系
赤色部分は刺激の伝導路を示す。

1．右心房　2．洞房結節（キース・フラック結節）
3．房室結節（田原結節）　4．房室束（ヒス束）
5．腱索　6．房室束右脚（左脚が並行する）
7．プルキンエ線維　8．右心室　9．左心室
10．肉柱　11．乳頭筋　12．心内膜　13．心筋層
14．心外膜　15．左房室弁（僧帽弁）　16．普通の心筋線維
　　　　　　　　　　　　　　　　　　　　による連絡

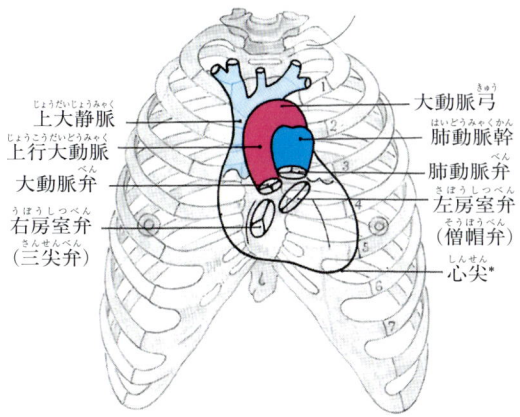

図40　心臓の弁
生理的位置を示す。＊心尖は左第5肋間腔にあり、その位置に心尖拍動を触知する。また、右心室は実際には前面に位置している。

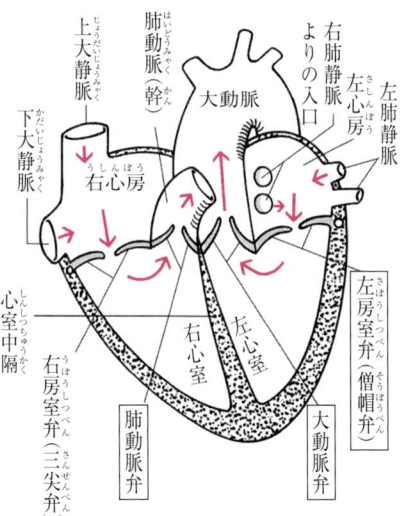

図42　心臓の左右をわかりやすくした模式図
心房と心室の間にある弁を房室弁といい、左側を僧帽弁、右側を三尖弁ともいう。矢印は血流の方向。

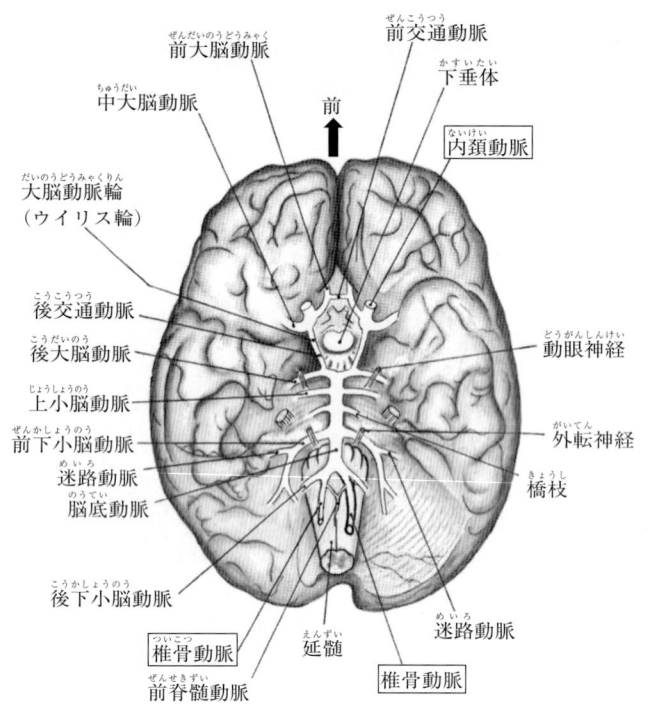

図43 脳底面の動脈

本図のように脳の表面（大脳皮質）を走る動脈を皮質枝といい，図44の線条体枝のように脳髄の奥に入っていく動脈を中心枝または穿通枝という。脳出血は中心枝からの出血が多い。

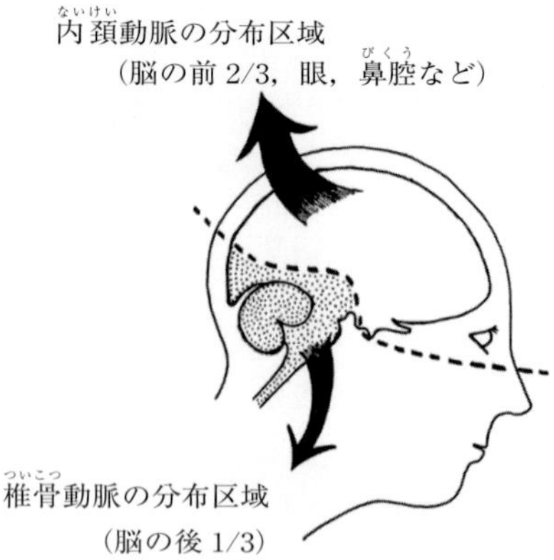

図45 脳髄の動脈の起源

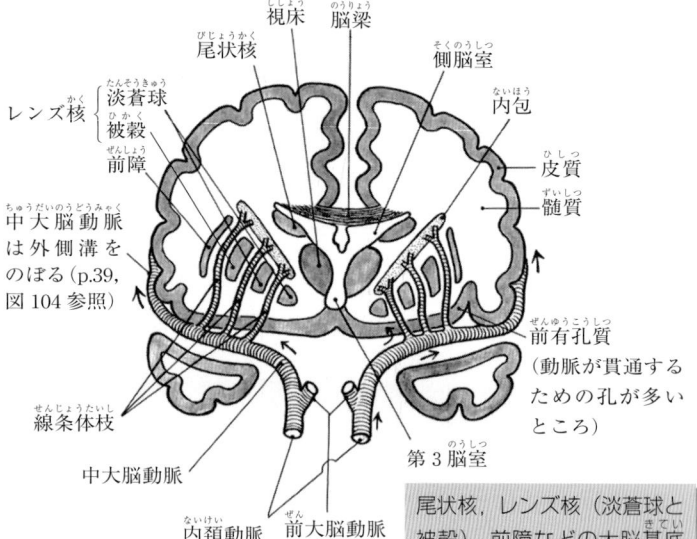

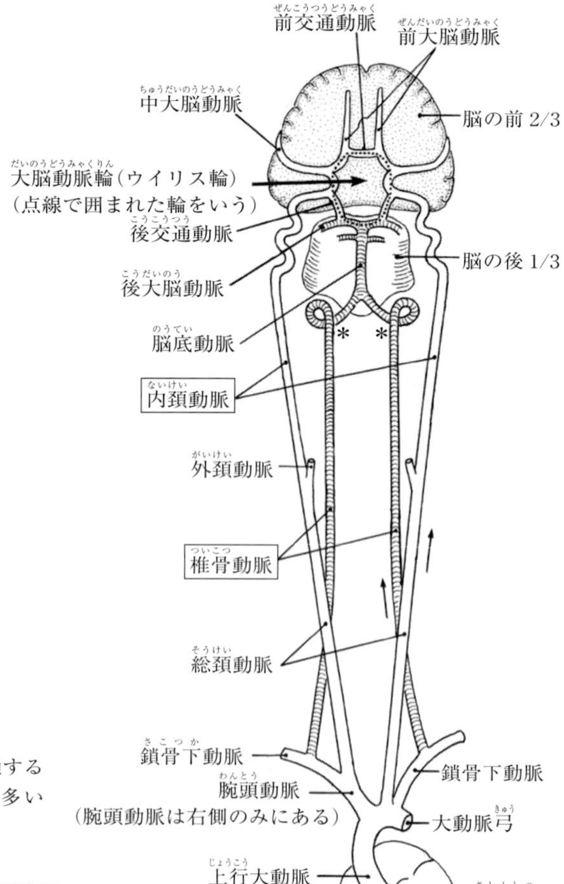

図44 大脳の前頭断面

線条体枝は中大脳動脈から分岐し，内包に分布する。この動脈は出血を起こしやすいので脳出血動脈ともよぶ。

尾状核，レンズ核（淡蒼球と被殻），前障などの大脳基底核は運動調節に働き，それらが障害されると不随意運動や筋緊張異常が発症する。

図46 心臓から脳髄へいく動脈の経路
＊椎骨動脈は第1頸椎部で後送し，頭蓋内に入ると斜めに上行して左右のものが吻合し，脳底動脈をつくる

— 16 —

内頚動脈起始部のふくらみ（頚動脈洞）で，血圧変動を感知し，この部を圧迫すると血圧低下や脈拍の減少が起こる。

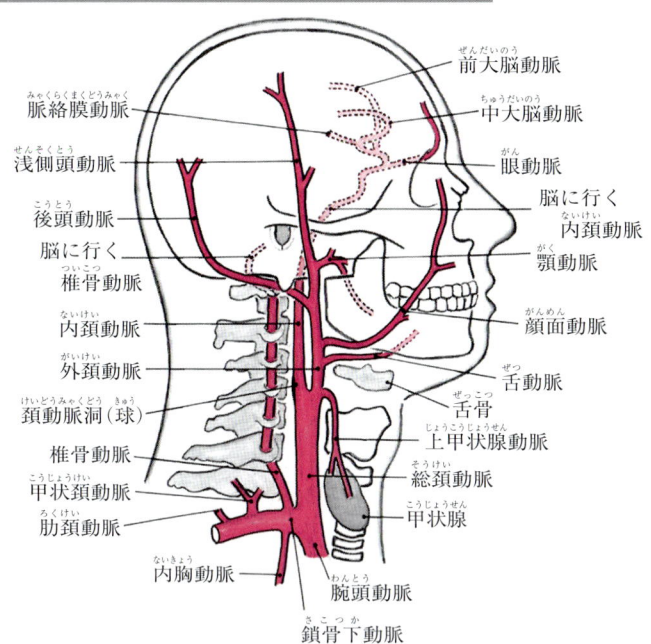

図47　頭頚部の動脈
脳には内頚動脈と椎骨動脈から血液が送られる。

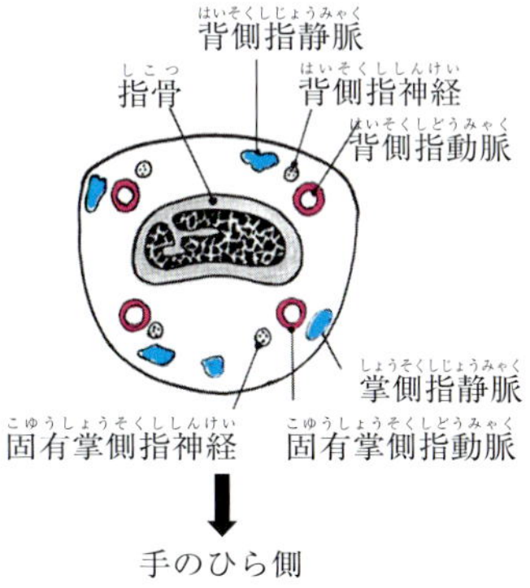

図49　手の指　横断面

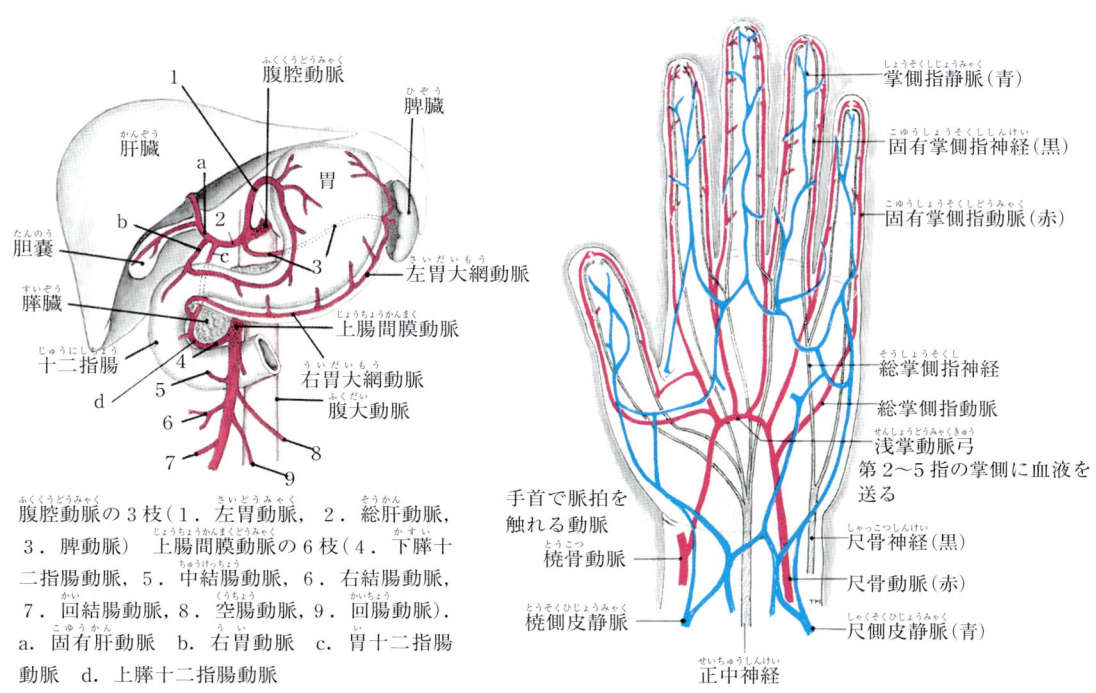

腹腔動脈の3枝（1．左胃動脈，2．総肝動脈，3．脾動脈）　上腸間膜動脈の6枝（4．下膵十二指腸動脈，5．中結腸動脈，6．右結腸動脈，7．回結腸動脈，8．空腸動脈，9．回腸動脈）．
a．固有肝動脈　b．右胃動脈　c．胃十二指腸動脈　d．上膵十二指腸動脈

図48　腹腔動脈と上腸間膜動脈　　図50　指の動・静脈と神経（例：左手掌）

上腕外側（伸側）上 1/3 の部分は神経の分布走行が少なく皮下，筋肉注射するのに適している。

胸腹壁と上肢の前面

上肢の後面

下肢静脈瘤：小伏在静脈と大伏在静脈の静脈弁機能の障害により，静脈が蛇行拡張して起こる。下腿下 1/3 の内側に多い。

下肢の前面

下肢の後面

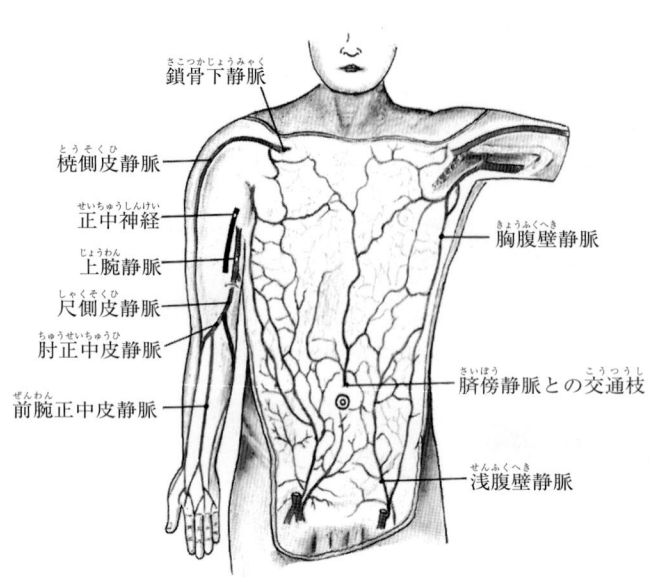

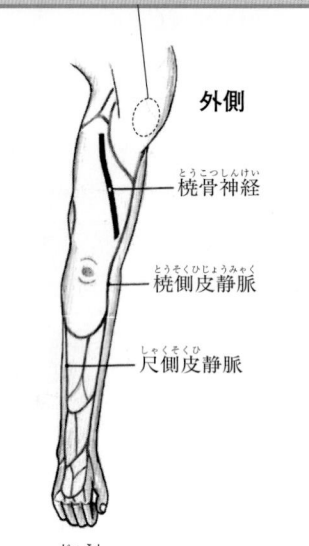

図 51　皮下静脈

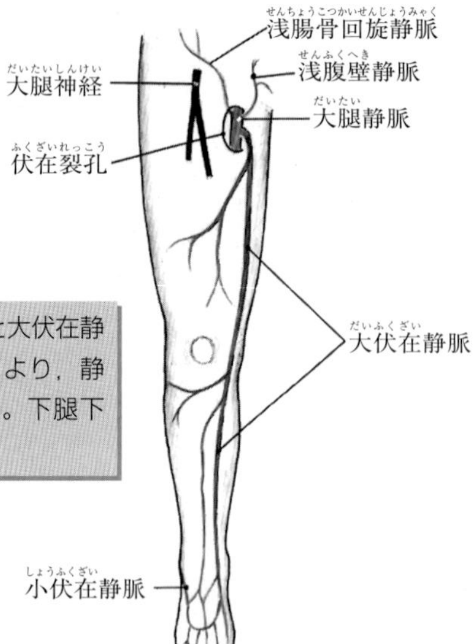

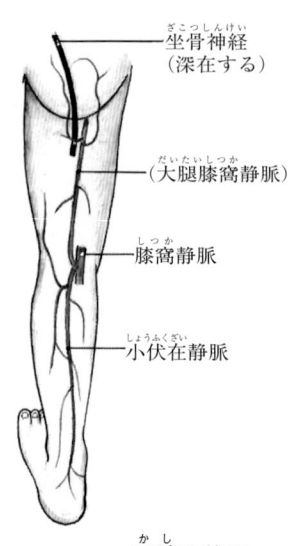

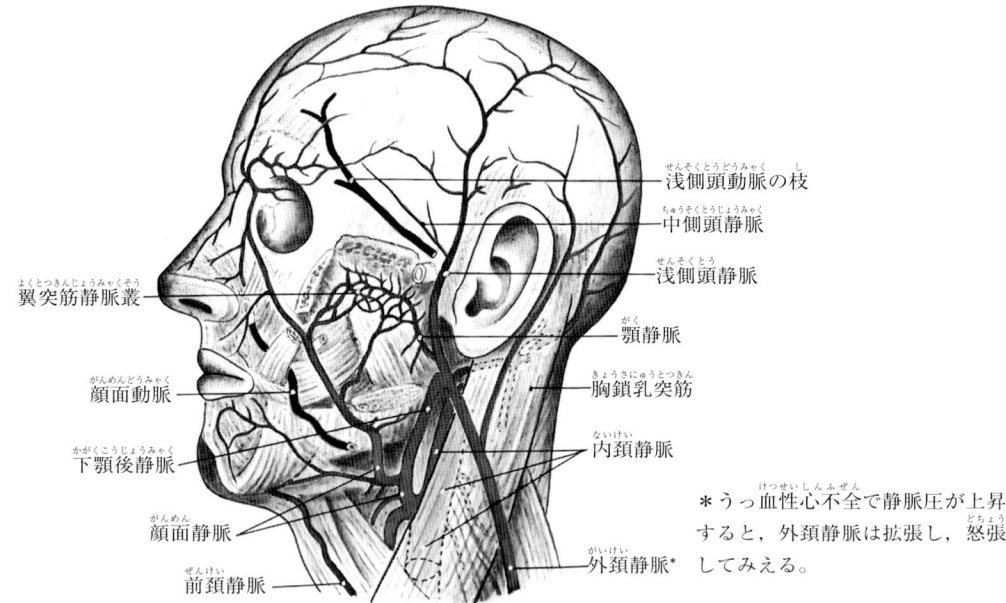

図 52　頭部の静脈（Rauber 改写）

＊うっ血性心不全で静脈圧が上昇すると，外頚静脈は拡張し，怒張してみえる。

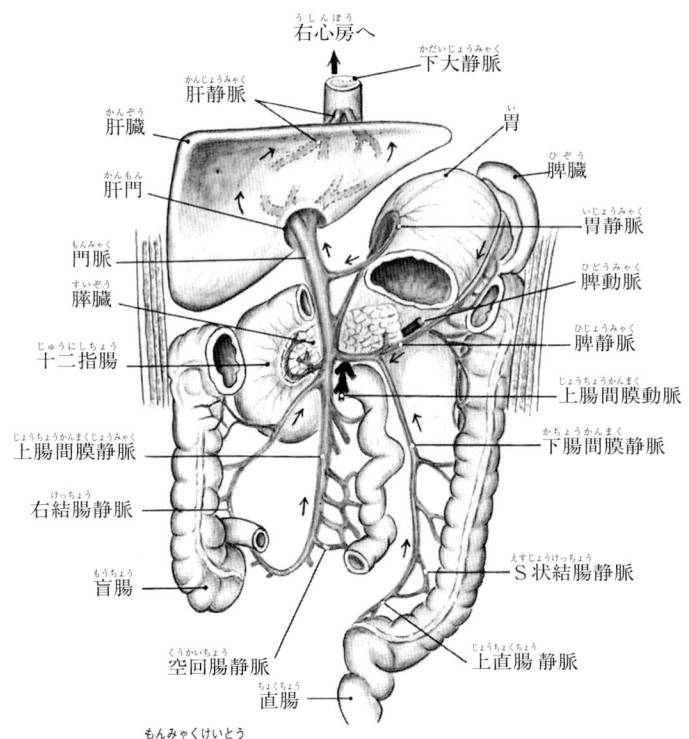

図 53　門脈系統　前面
静脈はすべて肝門に入っていくので，門脈系統という。

門脈系統の特色は，心臓から出た血管が胃腸や脾臓で第1回目の毛細血管をつくり，これが門脈に集められた後，肝臓に入ってさらに第2回目の毛細血管をつくることである。これは胃腸において食べものの消化吸収を行い，肝臓においてたんぱく，コレステロールなどを合成するという2種類の作業を分担しているからである。また肝硬変などで門脈圧が高くなる（門脈圧亢進）と，食道・胃静脈瘤，腹壁静脈怒張，痔核や脾腫などが生じる（門脈についてはp.14，図37参照）。

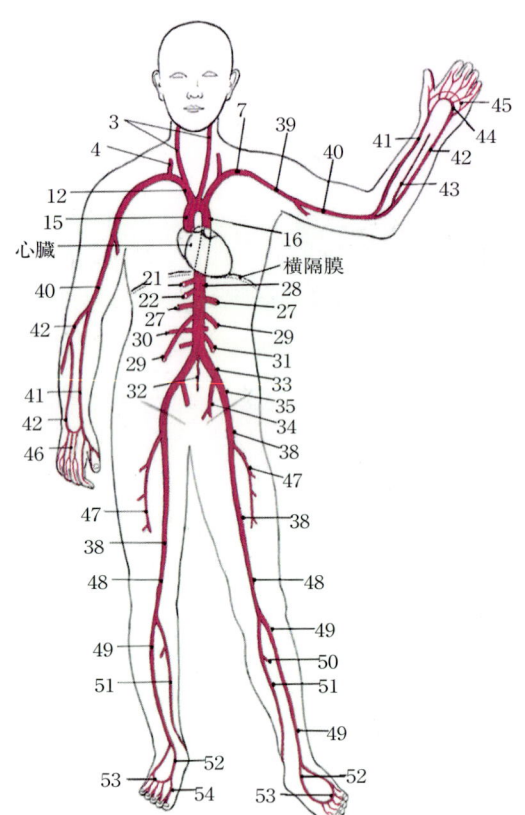

全身の動脈 1．外頸動脈 2．内頸動脈 3．総頸動脈 4．椎骨動脈 5．甲状頸動脈 6．肋頸動脈 7．鎖骨下動脈 8．最上肋間動脈 9．第1肋間動脈 10．内胸動脈 11．大動脈弓 12．腕頭動脈（旧名，無名動脈） 13．気管支動脈 14．肋間動脈 15．上行大動脈 16．胸大動脈 17．大動脈洞（ヴァルサルヴァ洞） 18．冠状動脈（冠動脈） 19．食道動脈 20．下横隔動脈 21．腹腔動脈 22．上腸間膜動脈 23．左胃動脈 24．総肝動脈 25．脾動脈

図54　全身（*体循環）の動脈
＊心臓から肺以外の全身の器官に血液を送り，再び心臓へ戻る循環

26．下副腎動脈 27．腎動脈 28．腹大動脈 29．精巣（男性）ーまたは卵巣（女性）ー動脈 30．腰動脈 31．下腸間膜動脈 32．正中仙骨動脈 33．総腸骨動脈 34．内腸骨動脈（下腹動脈） 35．外腸骨動脈 36．上膀胱動脈 37．内陰部動脈 38．大腿動脈 39．腋窩動脈 40．上腕動脈 41．橈骨動脈 42．尺骨動脈 43．前骨間動脈 44．深掌動脈弓 45．浅掌動脈弓 46．背側中手動脈 47．大腿深動脈 48．膝窩動脈 49．前脛骨動脈 50．腓骨動脈 51．後脛骨動脈 52．足背動脈 53．弓状動脈 54．背側中足動脈

胸大動脈(16)と腹大動脈(28)を合わせて下行動脈という。

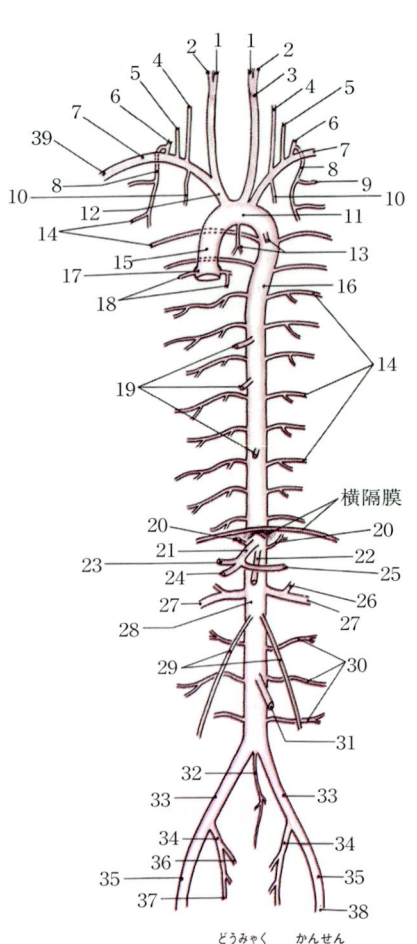

図55　動脈の幹線

全身の静脈 1. 前頸静脈 2. 内頸静脈 3. 外頸静脈 4. 鎖骨下静脈 5. 腋窩静脈 6. 左腕頭静脈（旧名，左無名静脈） 7. 下甲状腺静脈 8. 最下甲状腺静脈 9. 右腕頭静脈（旧名，右無名静脈） 10. 最上肋間静脈 11. 上大静脈 12. 内胸静脈 13. 副半奇静脈 14. 気管支静脈 15. 奇静脈 16. 食道静脈 17. 半奇静脈 18. 肋間静脈 19. 上行腰静脈 20. 副腎静脈 21. 腎静脈 22. 腰静脈 23. 肝静脈 24. 下大静脈 25. 精巣（男性）—または卵巣（女性）—静脈 26. 正中仙骨静脈

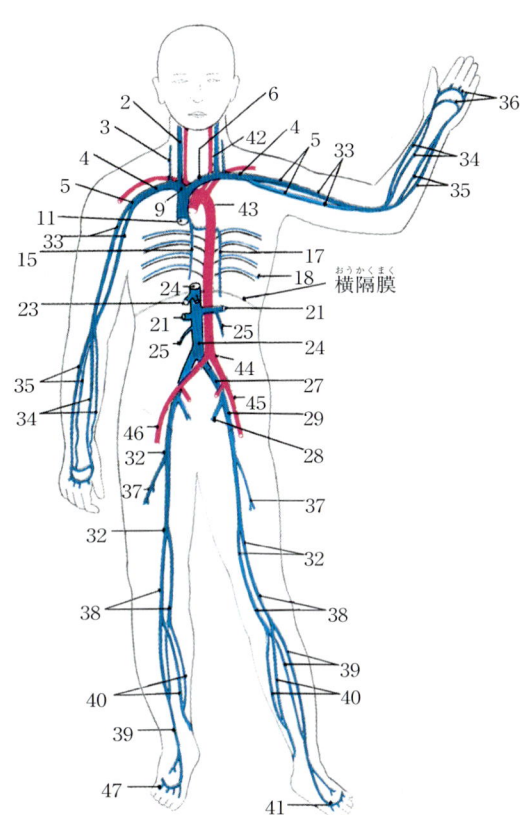

図56　全身(体循環)の静脈

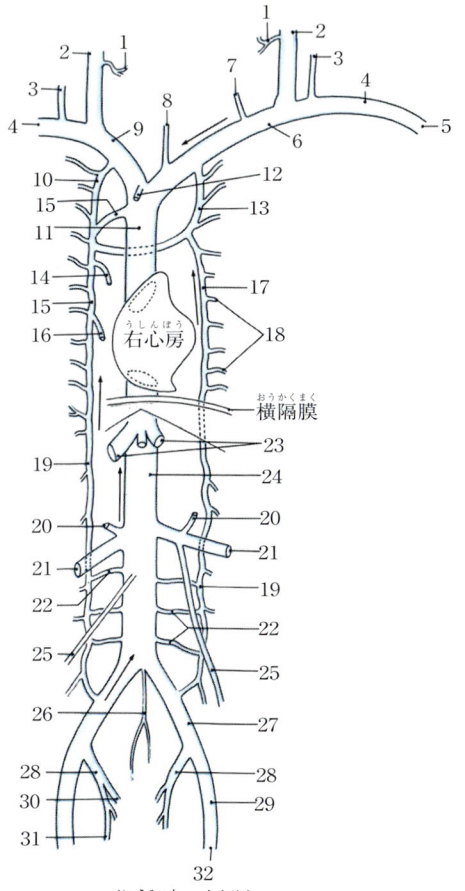

図57　静脈の幹線

27. 総腸骨静脈 28. 内腸骨静脈（下腹静脈） 29. 外腸骨静脈 30. 膀胱静脈 31. 内陰部静脈 32. 大腿静脈 33. 上腕静脈 34. 橈骨静脈 35. 尺骨静脈 36. 掌静脈弓 37. 大腿深静脈 38. 膝窩静脈 39. 前脛骨静脈 40. 後脛骨静脈 41. 足背静脈弓 42. 総腸動脈 43. 胸大動脈 44. 腹大動脈 45. 外腸骨動脈 46. 大腿動脈 47. 背側中足静脈

皮下の静脈(p.18，図51参照)
門脈(p.19，図53参照)

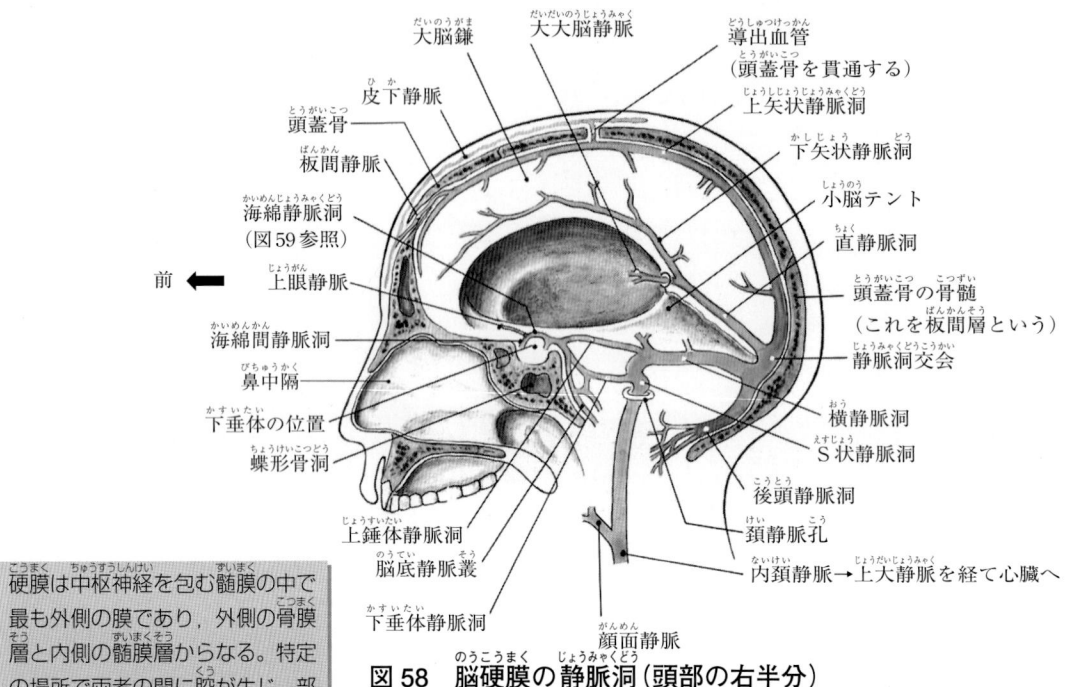

硬膜は中枢神経を包む髄膜の中で最も外側の膜であり、外側の骨膜層と内側の髄膜層からなる。特定の場所で両者の間に腔が生じ、部位によって各種の硬膜静脈洞となる。そこへ脳の静脈血のほぼすべてが注ぎ、S状静脈洞から内頸静脈を経て心臓に還流する。

図58 脳硬膜の静脈洞（頭部の右半分）

海綿静脈洞は蝶形骨上にありトルコ鞍の両側に位置する。多くの血管、神経が貫通するので、海綿状になる。この部に出血や血栓などが起こると外眼筋麻痺（外転神経麻痺）、眼球突出などの眼症状が生じ、これを海綿静脈洞症候群とよぶ。

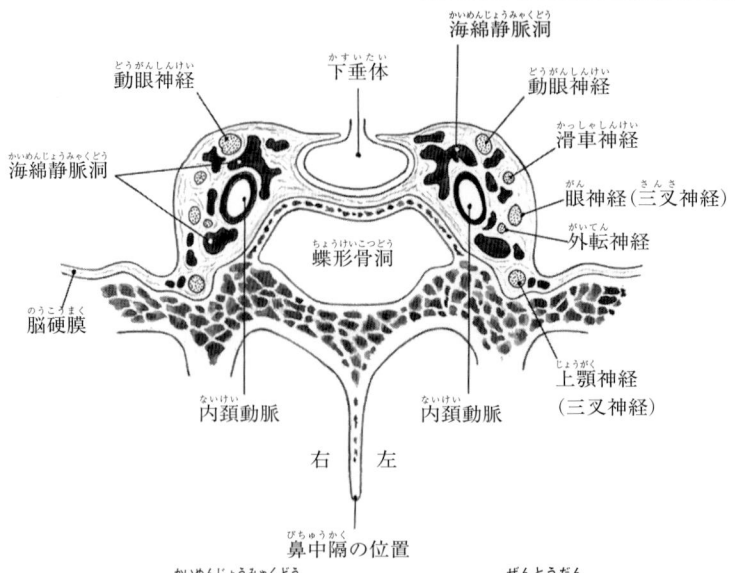

図59　海綿静脈洞を貫通するもの　前頭断面

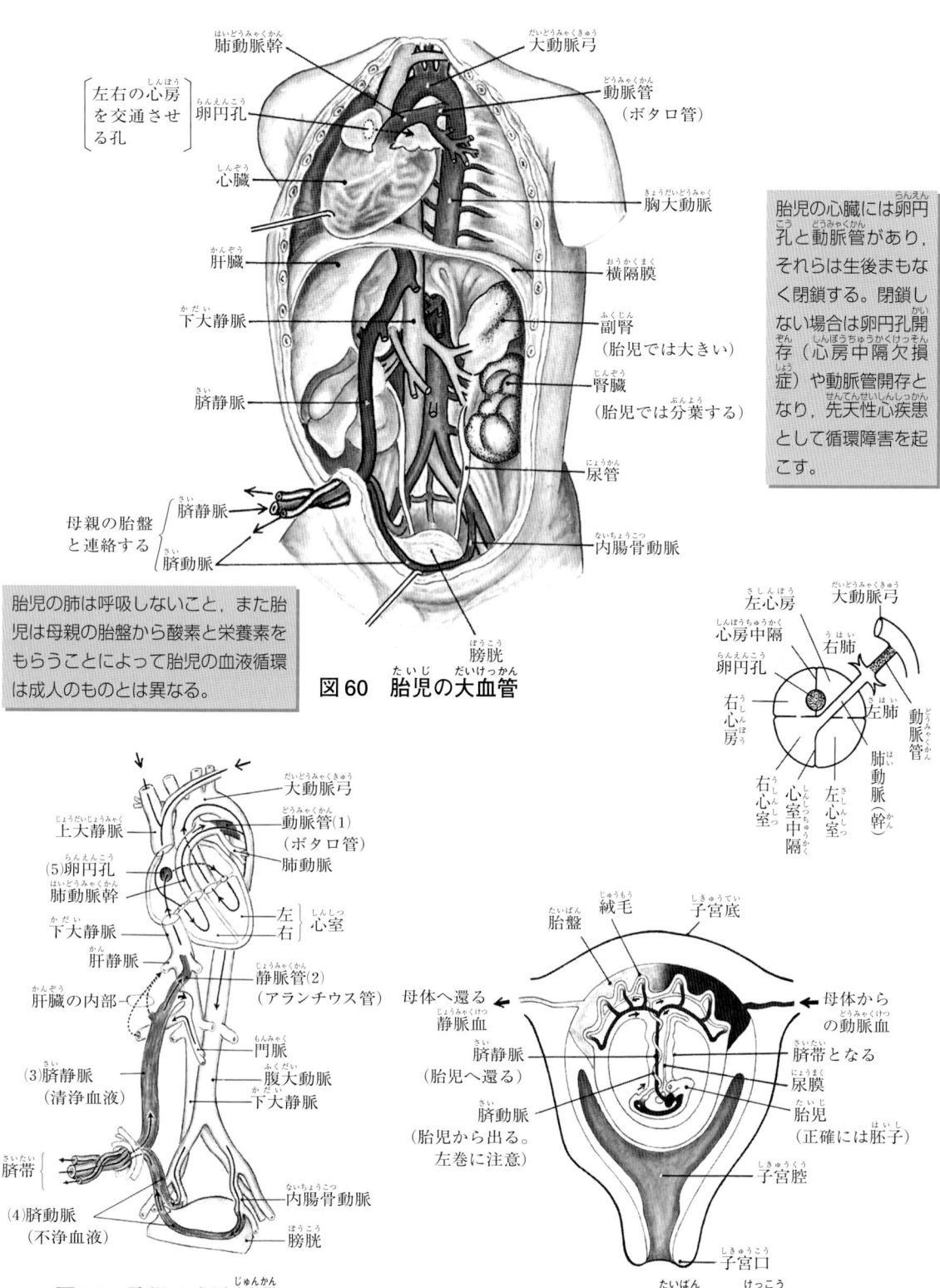

リンパ管系は，全身の毛細リンパ管から，しだいに合流してリンパ本幹や胸管となって静脈に注ぐ。
胸管は乳ビ槽から左静脈角までの太いリンパ管で，左上半身と両側下半身のリンパ液を集める。
リンパ液はリンパ球と主に組織液のリンパ漿からなり，また腸から吸収された脂肪を含むため，乳白色となり，乳びともいう。

図63　胸管とリンパ系

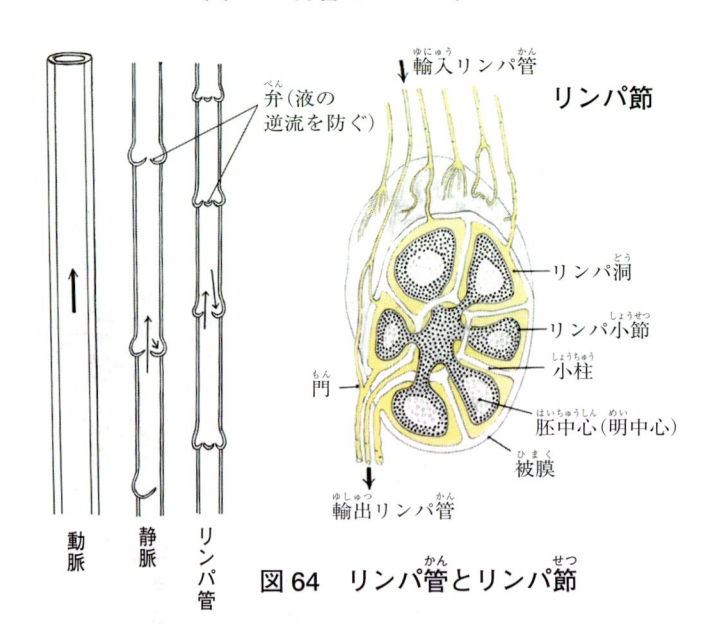

図の各部名称：
- 内頚静脈
- 頚リンパ本幹
- 鎖骨下リンパ本幹
- 右リンパ本幹（右胸管）
- 胸管
- 鎖骨下静脈
- 鎖骨下静脈
- 左静脈角
- 右静脈角
- 胸大動脈
- 右腕頭静脈
- 肋間動脈，静脈
- 奇静脈
- 胸管（ほとんど全身のリンパ液を集め静脈に注ぐ管）
- 乳ビ槽
- 腸リンパ本幹
- 腰リンパ本幹
- 腸管
- 大腿静脈
- リンパ節
- 大腿動脈

リンパ節はリンパ管が中心部に向かう途中にあり，関所のような役目をもち，病原体や癌が体内に広がるのを防いでいる。たとえば，扁桃炎ではその領域のリンパ節（所属リンパ節）が腫大して，頚部から有痛性の腫大したリンパ節が触れるようになるので，診察上重要である。

図の各部名称：
- 弁（液の逆流を防ぐ）
- 輸入リンパ管
- リンパ節
- リンパ洞
- リンパ小節
- 小柱
- 門
- 胚中心（明中心）
- 被膜
- 輸出リンパ管
- 動脈
- 静脈
- リンパ管

図64　リンパ管とリンパ節

— 24 —

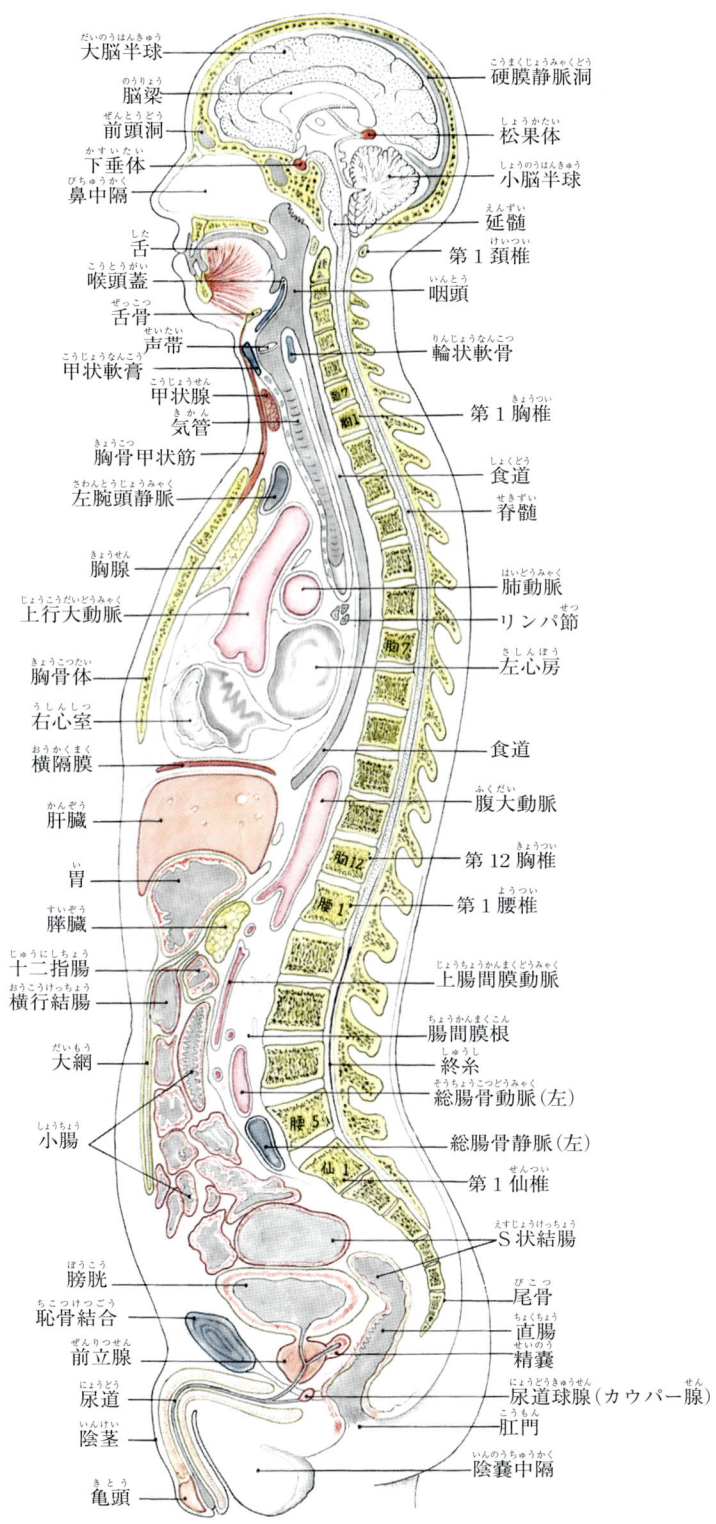

図 65　体の正中断面（右半身の断面）

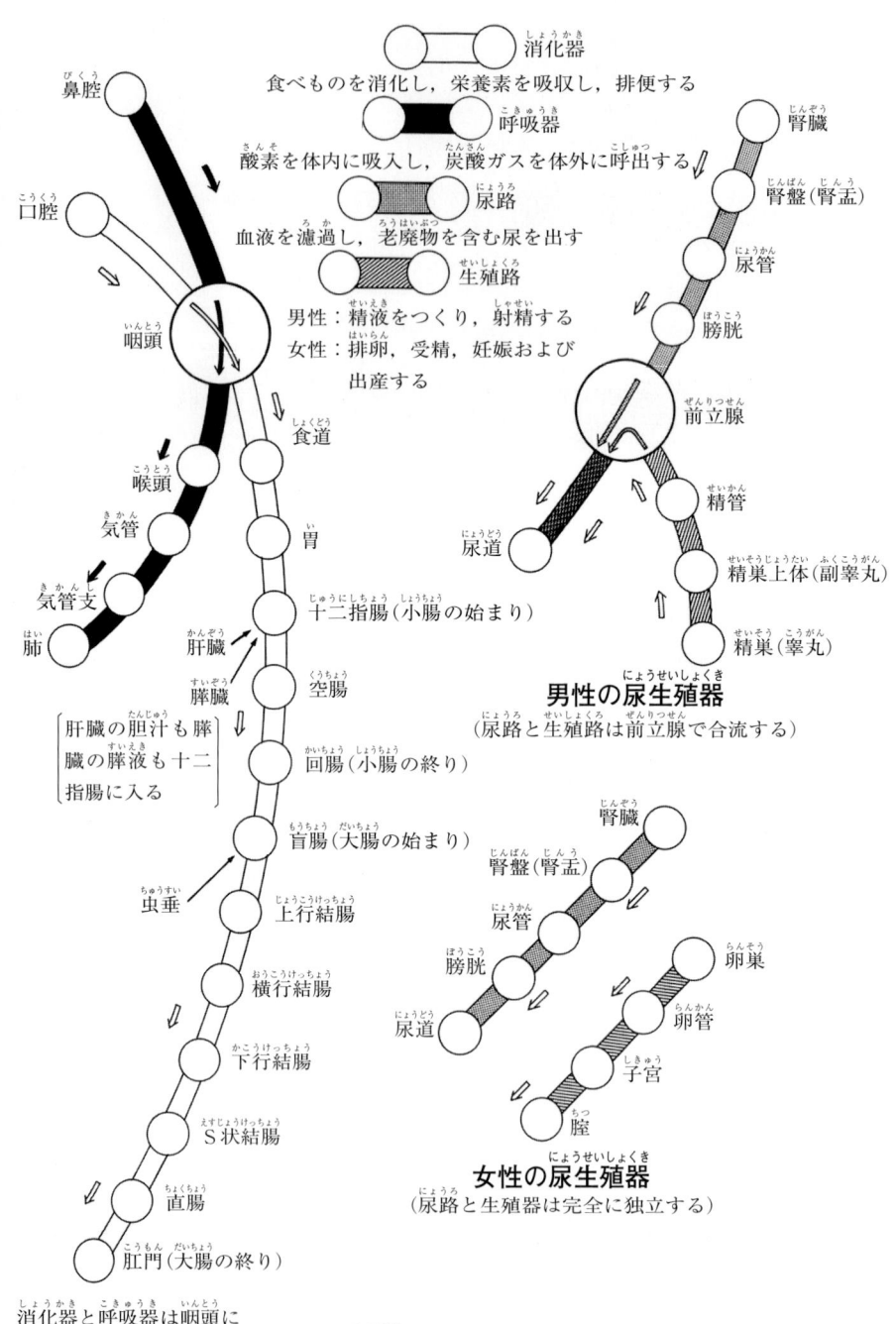

図66　内臓の系統図

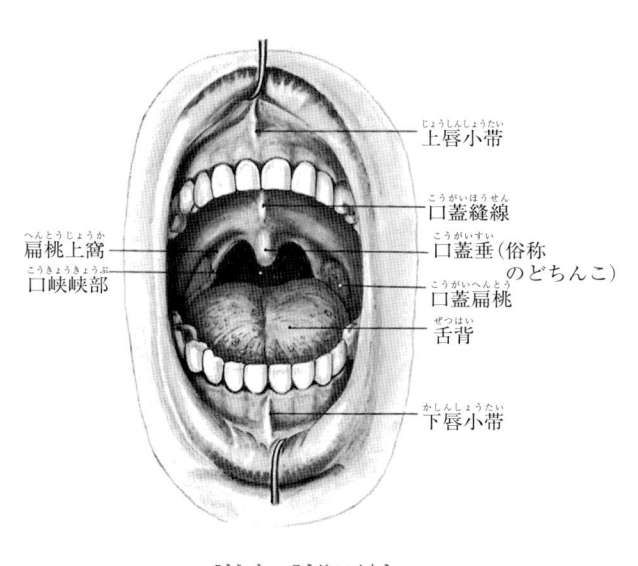

図 67　口峡と口蓋扁桃

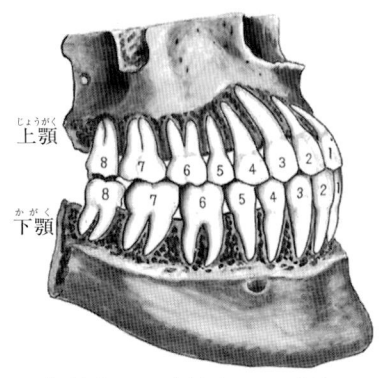

上唇小帯
口蓋縫線
扁桃上窩
口蓋垂（俗称のどちんこ）
口峡峡部
口蓋扁桃
舌背
下唇小帯

図 69　歯の配列　永久歯（右）

上顎
下顎

1．(中切歯)　2．(側切歯)　3．(犬歯)　4．(第1小臼歯)　5．(第2小臼歯)　6．(第1大臼歯)　7．(第2小臼歯，12歳臼歯)　8．(第3大臼歯，智歯，親知らず)

成人の永久歯は32本，乳歯では6，7，8を欠如し，上下顎総計20個のみ

唾液は大唾液腺（顎下腺，耳下腺，舌下腺）から主に分泌され，小唾液腺（口唇腺，頬腺）からの分泌はわずかである。

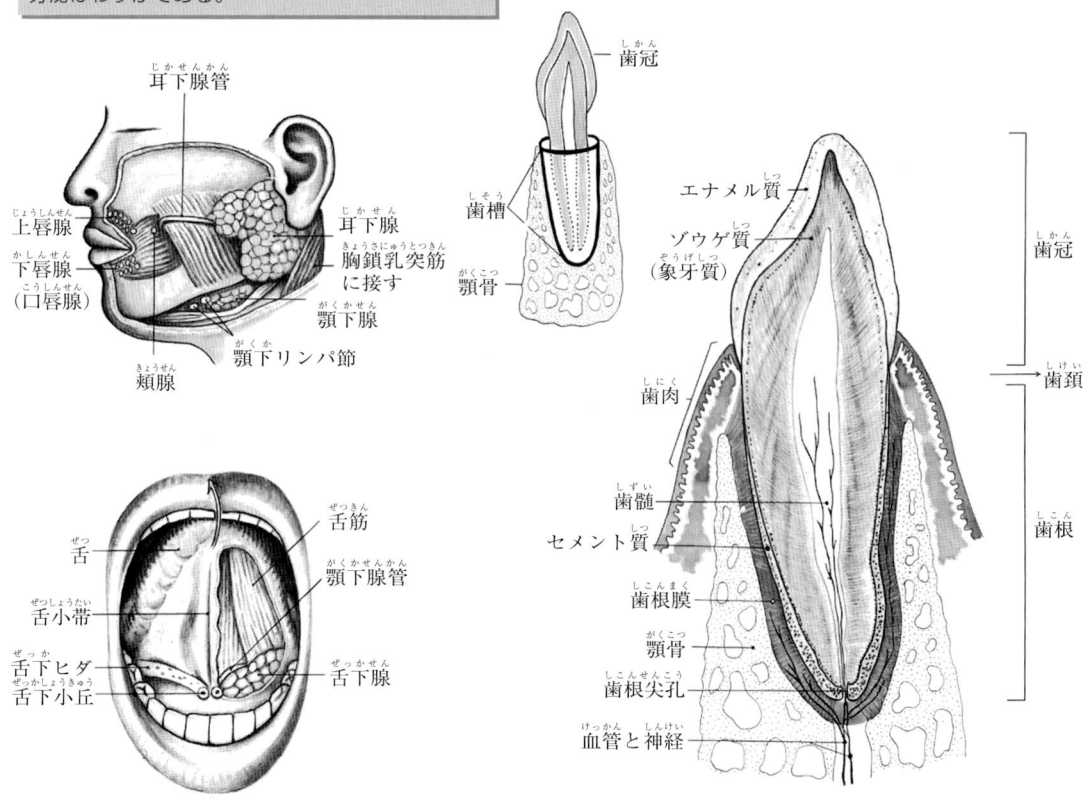

図 68　口腔腺（唾液腺）

耳下腺管
上唇腺
耳下腺
下唇腺（口唇腺）
胸鎖乳突筋に接す
顎下腺
顎下リンパ節
頬腺

舌
舌筋
顎下腺管
舌小帯
舌下ヒダ
舌下小丘
舌下腺

図 70　歯の構造

歯冠
歯槽
顎骨

エナメル質
ゾウゲ質（象牙質）
歯冠
歯頚
歯肉
歯髄
セメント質
歯根
歯根膜
顎骨
歯根尖孔
血管と神経

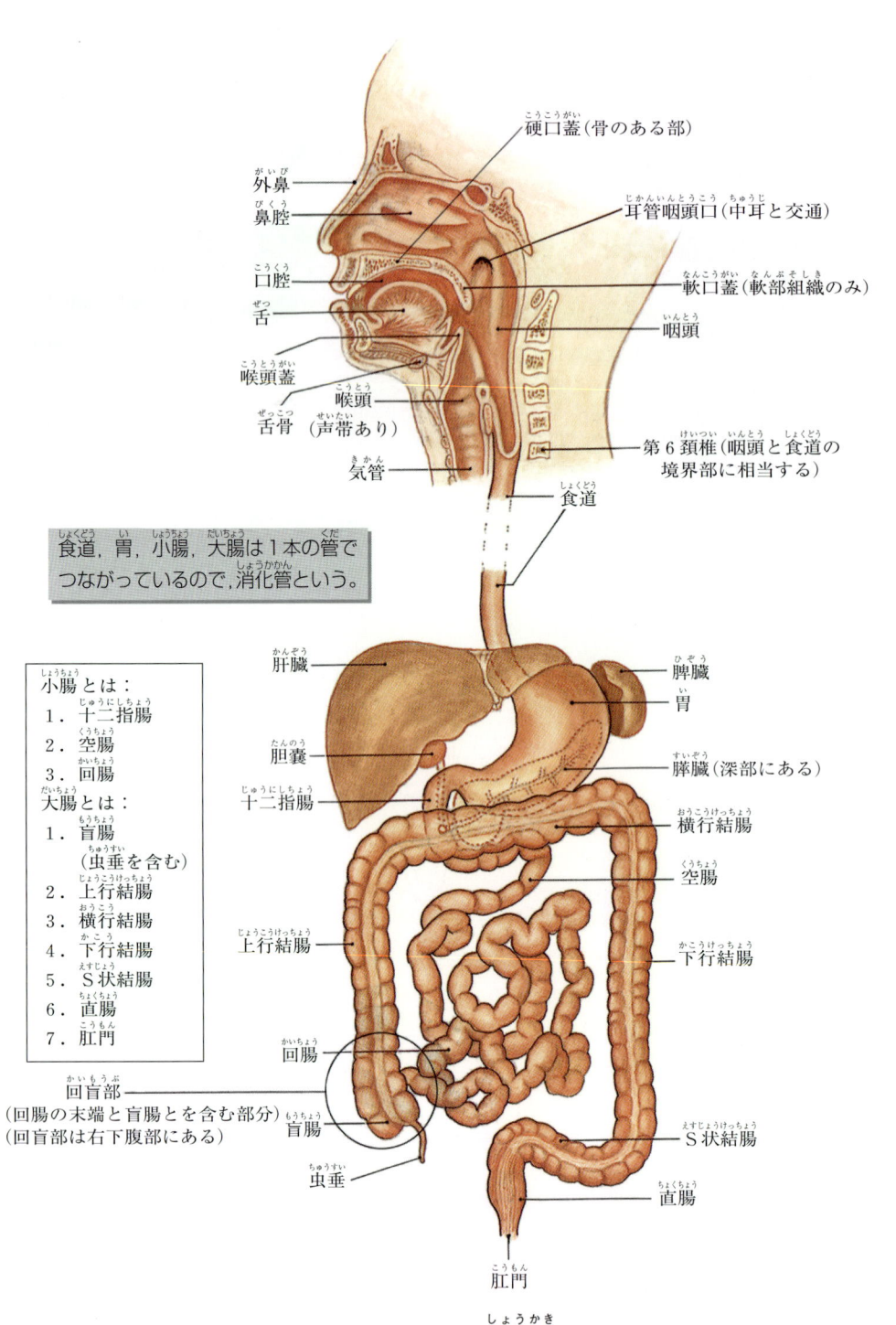

図中ラベル（頭頸部、正中断面）:
- 外鼻
- 鼻腔
- 硬口蓋（骨のある部）
- 耳管咽頭口（中耳と交通）
- 口腔
- 軟口蓋（軟部組織のみ）
- 舌
- 咽頭
- 喉頭蓋
- 喉頭
- 舌骨
- 声帯あり
- 気管
- 第6頸椎（咽頭と食道の境界部に相当する）
- 食道

> 食道，胃，小腸，大腸は1本の管でつながっているので，消化管という。

小腸とは：
1. 十二指腸
2. 空腸
3. 回腸

大腸とは：
1. 盲腸（虫垂を含む）
2. 上行結腸
3. 横行結腸
4. 下行結腸
5. S状結腸
6. 直腸
7. 肛門

図中ラベル（腹部）:
- 肝臓
- 脾臓
- 胃
- 胆嚢
- 膵臓（深部にある）
- 十二指腸
- 横行結腸
- 空腸
- 上行結腸
- 下行結腸
- 回腸
- 回盲部
  （回腸の末端と盲腸とを含む部分）
  （回盲部は右下腹部にある）
- 盲腸
- S状結腸
- 虫垂
- 直腸
- 肛門

図71　消化器
食道以下の図は前面から見たもの。頭頸部は正中断面を示す。

図72 肝臓　前面

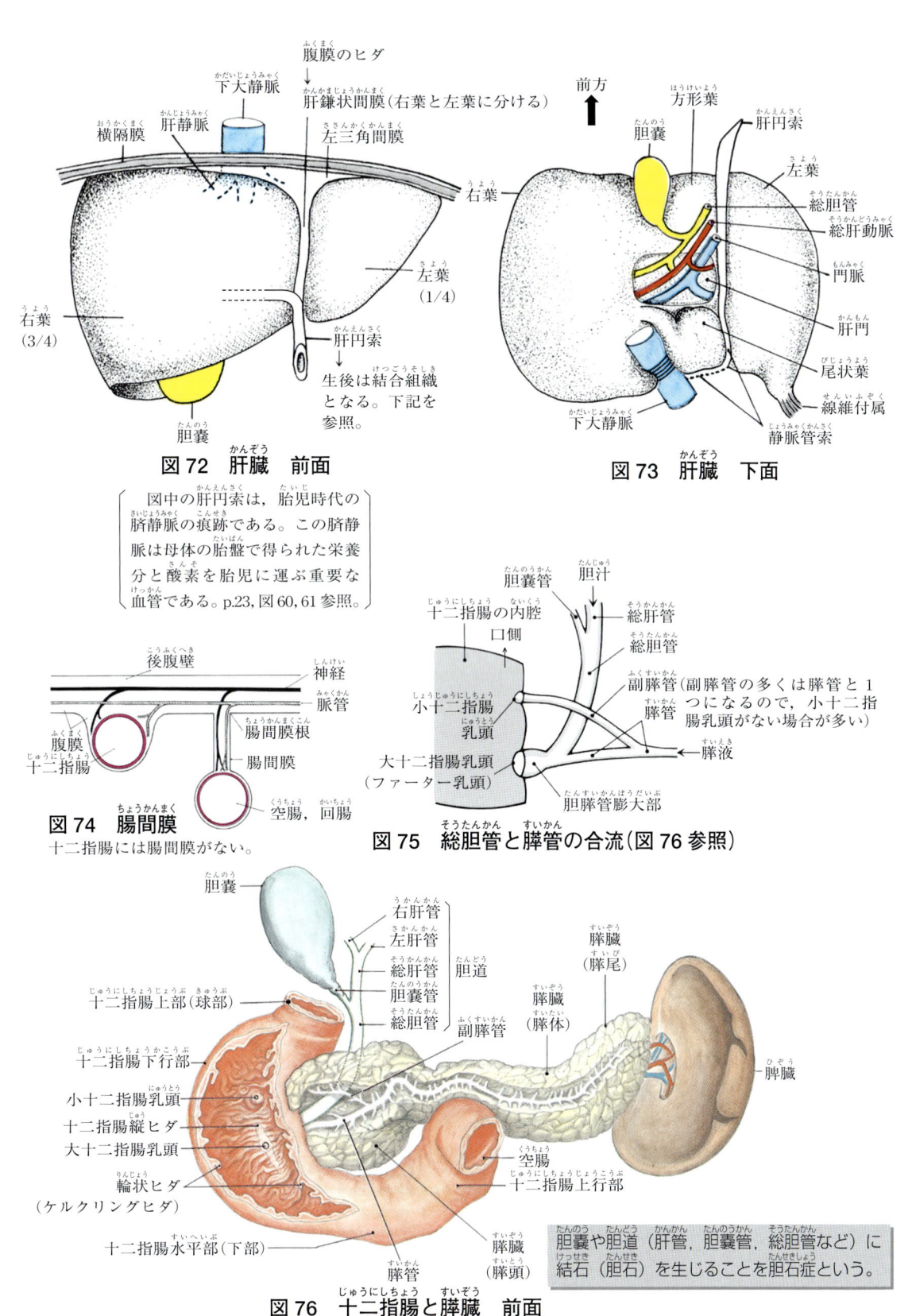

- 横隔膜
- 肝静脈
- 下大静脈
- 腹膜のヒダ
- 肝鎌状間膜（右葉と左葉に分ける）
- 左三角間膜
- 右葉（3/4）
- 左葉（1/4）
- 肝円索
- 胆嚢
- 生後は結合組織となる。下記を参照。

図73 肝臓　下面

- 前方
- 方形葉
- 胆嚢
- 肝円索
- 左葉
- 右葉
- 総胆管
- 総肝動脈
- 門脈
- 肝門
- 尾状葉
- 線維付属
- 下大静脈
- 静脈管索

図中の肝円索は，胎児時代の臍静脈の痕跡である。この臍静脈は母体の胎盤で得られた栄養分と酸素を胎児に運ぶ重要な血管である。p.23, 図60, 61 参照。

図74 腸間膜

- 後腹壁
- 神経
- 脈管
- 腹膜
- 腸間膜根
- 十二指腸
- 腸間膜
- 空腸，回腸

十二指腸には腸間膜がない。

図75 総胆管と膵管の合流（図76参照）

- 胆嚢管
- 胆汁
- 十二指腸の内腔
- 口側
- 総肝管
- 総胆管
- 小十二指腸乳頭
- 副膵管（副膵管の多くは膵管と1つになるので，小十二指腸乳頭がない場合が多い）
- 膵管
- 膵液
- 大十二指腸乳頭（ファーター乳頭）
- 胆膵管膨大部

図76 十二指腸と膵臓　前面
総胆管，膵管を出すため，膵臓を切り開いてある。

- 胆嚢
- 右肝管
- 左肝管
- 総肝管
- 胆嚢管
- 総胆管
- 胆道
- 膵臓（膵尾）
- 膵臓（膵体）
- 副膵管
- 十二指腸上部（球部）
- 十二指腸下行部
- 小十二指腸乳頭
- 十二指腸縦ヒダ
- 大十二指腸乳頭
- 輪状ヒダ（ケルクリングヒダ）
- 十二指腸水平部（下部）
- 膵臓（膵頭）
- 膵管
- 十二指腸上行部
- 空腸
- 脾臓

胆嚢や胆道（肝管，胆嚢管，総胆管など）に結石（胆石）を生じることを胆石症という。

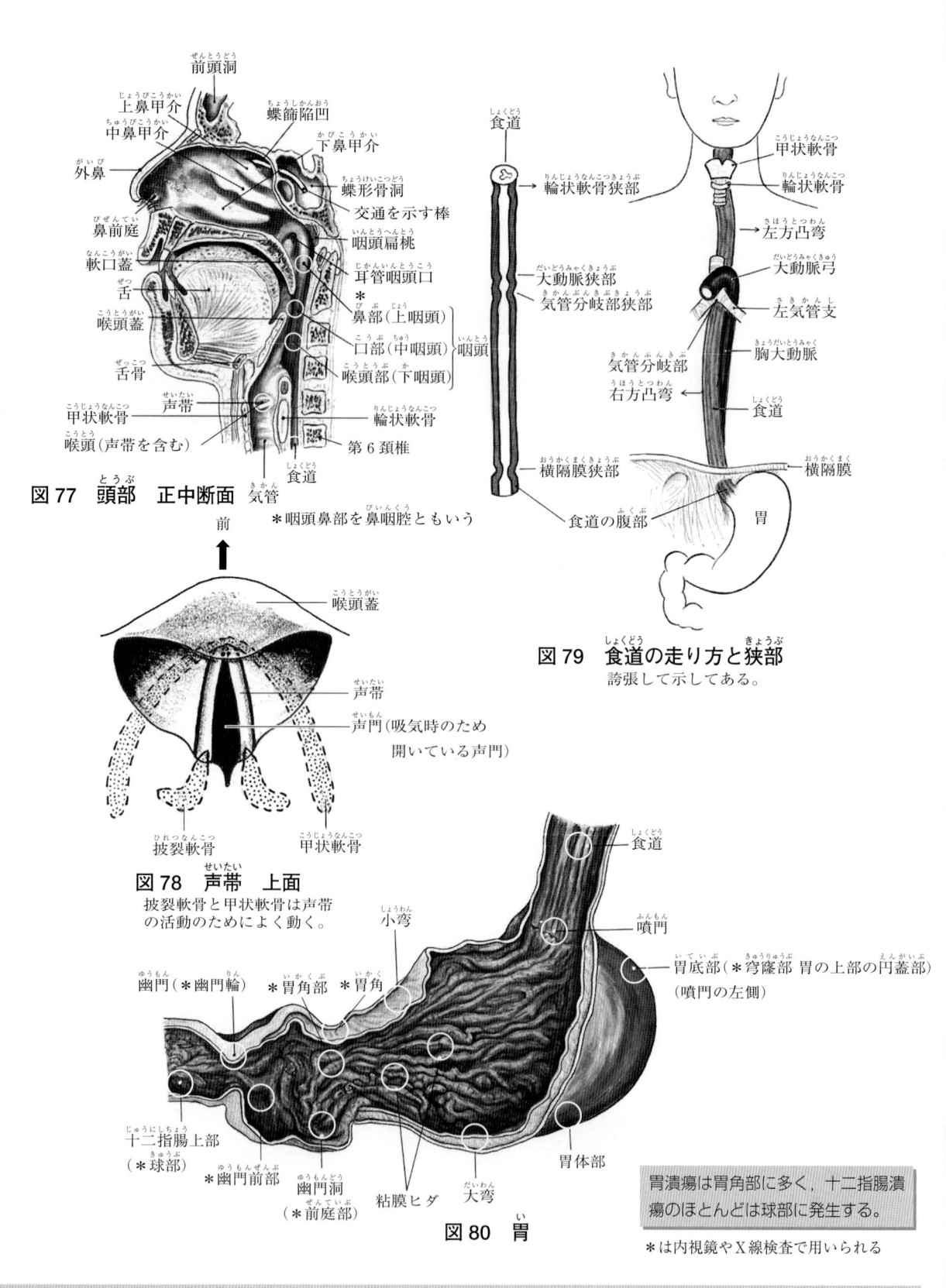

図77 頭部 正中断面
＊咽頭鼻部を鼻咽腔ともいう

図78 声帯 上面
披裂軟骨と甲状軟骨は声帯の活動のためによく動く。

図79 食道の走り方と狭部
誇張して示してある。

図80 胃

胃潰瘍は胃角部に多く，十二指腸潰瘍のほとんどは球部に発生する。

＊は内視鏡やX線検査で用いられる

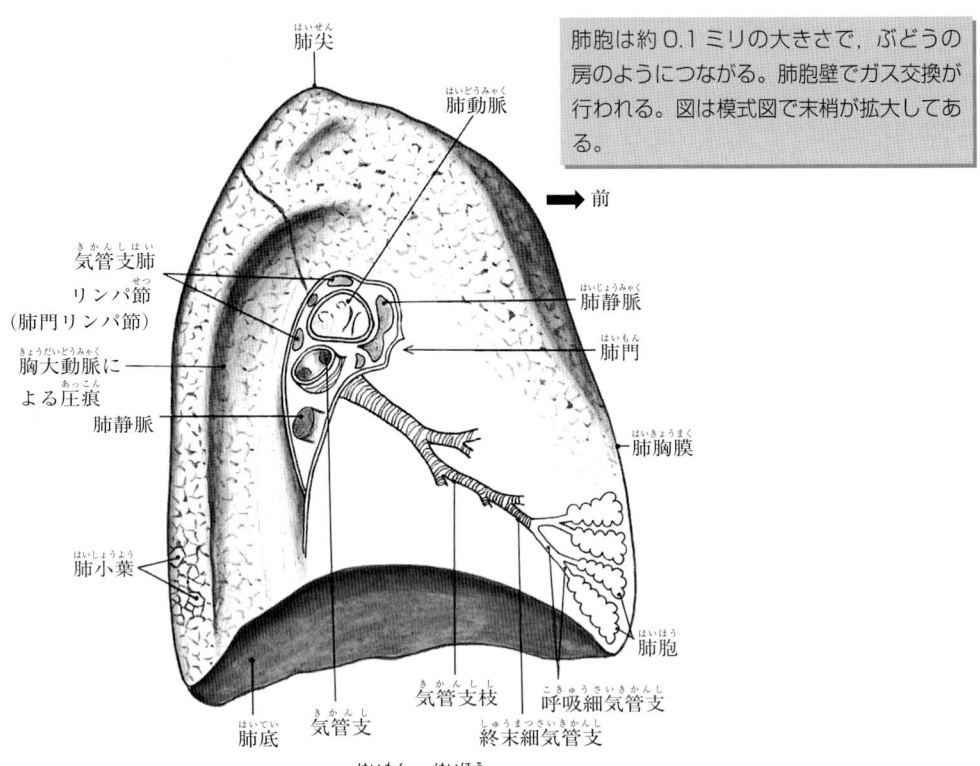

図81 肺門と肺胞(左)

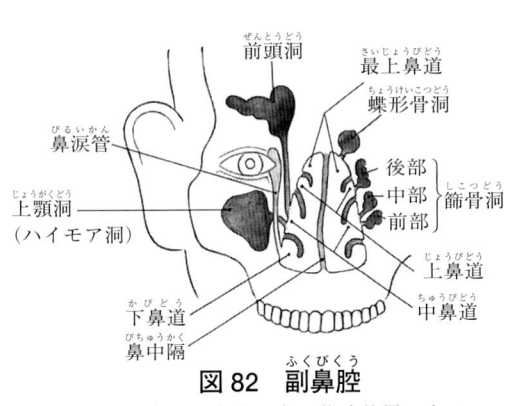

肺胞は約0.1ミリの大きさで、ぶどうの房のようにつながる。肺胞壁でガス交換が行われる。図は模式図で末梢が拡大してある。

labels: 肺尖、肺動脈、気管支肺リンパ節（肺門リンパ節）、胸大動脈による圧痕、肺静脈、前、肺静脈、肺門、肺胸膜、肺小葉、肺胞、気管支枝、呼吸細気管支、終末細気管支、気管支、肺底

図82 副鼻腔

labels: 前頭洞、最上鼻道、蝶形骨洞、鼻涙管、後部・中部・前部 篩骨洞、上顎洞（ハイモア洞）、上鼻道、下鼻道、中鼻道、鼻中隔

注：副鼻腔は本来，声の共鳴装置である。副鼻腔には語尾に洞という字が付いていて，左右対称である。しかし本図では左右いずれかの一側のみを示してある。

鼻腔や副鼻腔の発達は人によってまちまちで，そのため声には個人差が生まれる。また鼻腔と副鼻腔の粘膜は互いに連続している。かぜで鼻炎になると副鼻腔まで炎症が波及し，声が変化する。炎症を繰り返すと慢性副鼻腔炎になる。

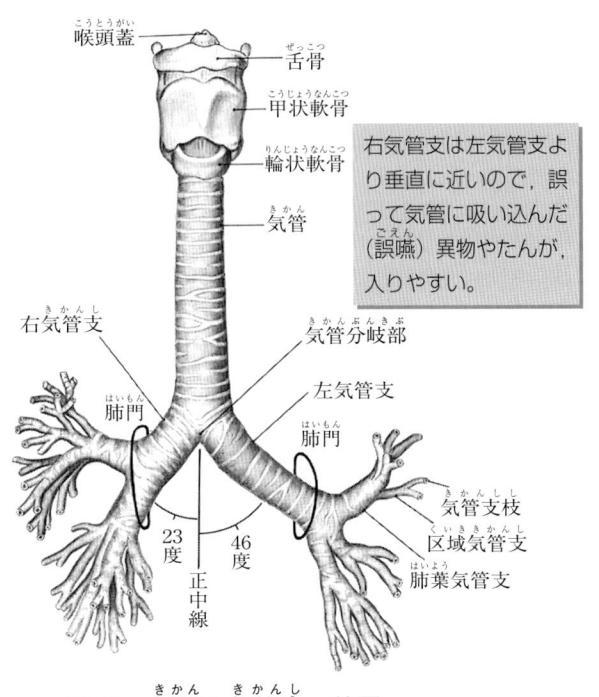

図83 気管と気管支 前面

labels: 喉頭蓋、舌骨、甲状軟骨、輪状軟骨、気管、右気管支、気管分岐部、左気管支、肺門、肺門、気管支枝、区域気管支、肺葉気管支、23度、46度、正中線

右気管支は左気管支より垂直に近いので，誤って気管に吸い込んだ（誤嚥）異物やたんが，入りやすい。

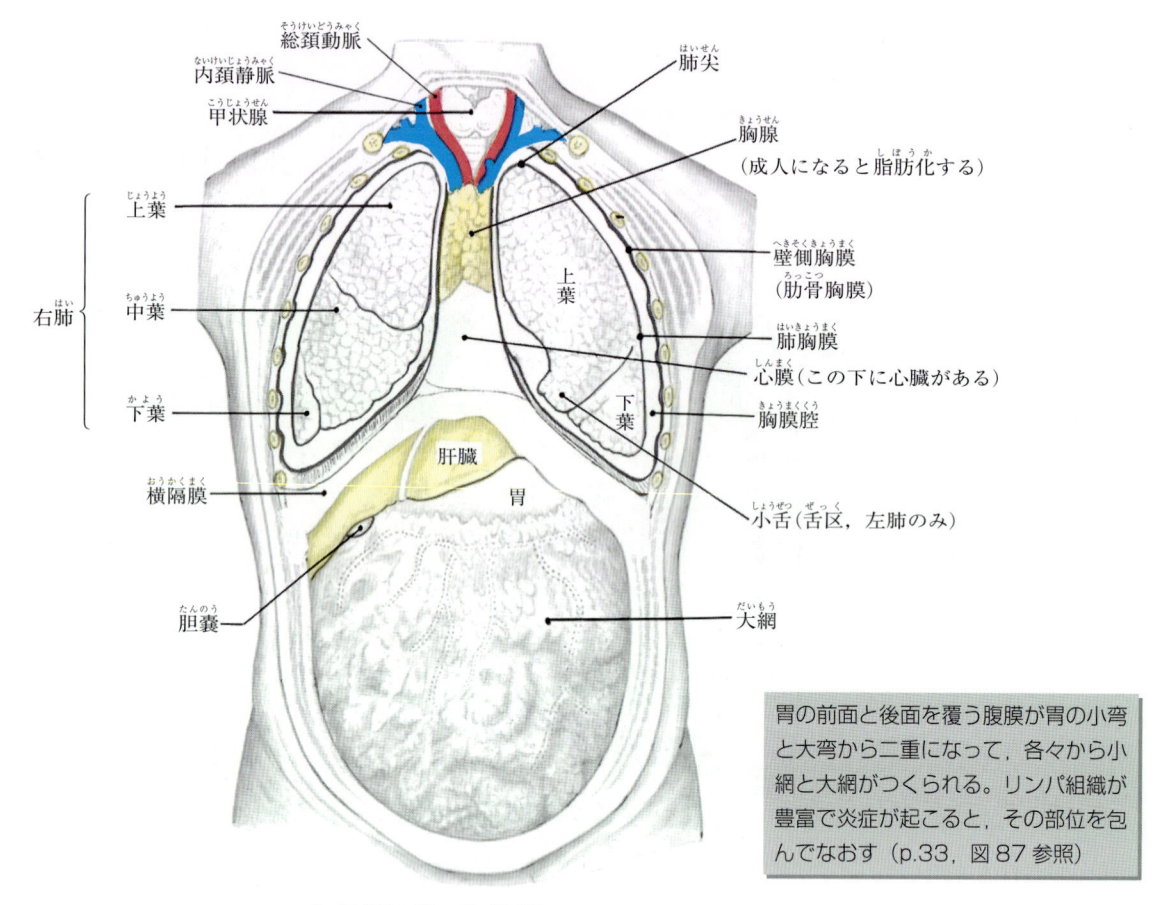

図84 胸腹部内臓の表層部（藤田改写）

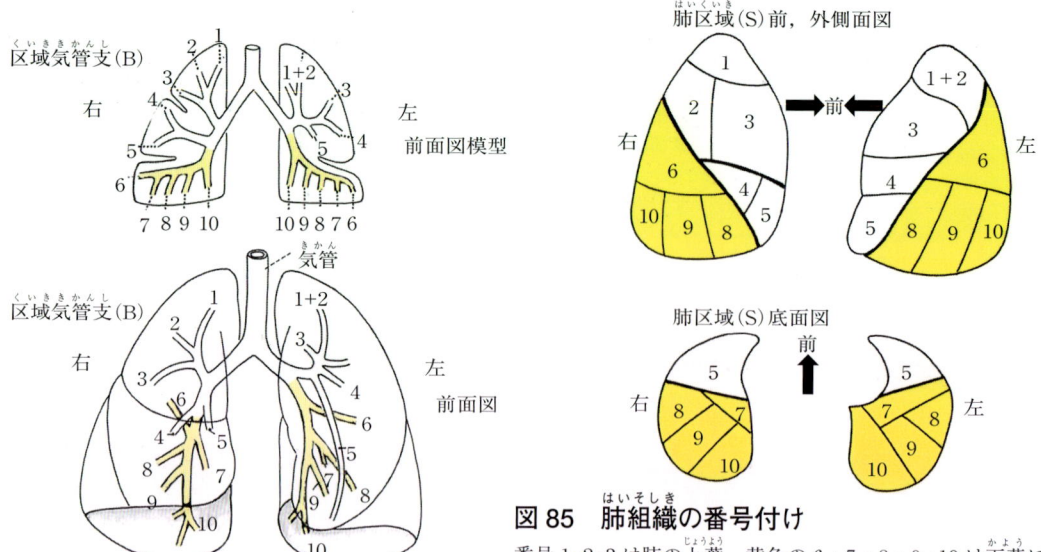

ラベル:
- 総頸動脈
- 内頸静脈
- 甲状腺
- 肺尖
- 胸腺（成人になると脂肪化する）
- 右肺：上葉／中葉／下葉
- 上葉
- 壁側胸膜（肋骨胸膜）
- 肺胸膜
- 心膜（この下に心臓がある）
- 下葉
- 胸膜腔
- 肝臓
- 横隔膜
- 胃
- 小舌（舌区、左肺のみ）
- 胆囊
- 大網

胃の前面と後面を覆う腹膜が胃の小弯と大弯から二重になって，各々から小網と大網がつくられる。リンパ組織が豊富で炎症が起こると，その部位を包んでなおす（p.33，図87 参照）。

図85 肺組織の番号付け

番号 1・2・3 は肺の上葉，黄色の 6・7・8・9・10 は下葉に属す。4・5 は右肺では中葉に，左肺では上葉の舌区に属す。

各肺区域は各々 S^1, $S^2 \cdots S^{10}$，また左肺のみに S^{1+2} と記載する。

区域気管支の番号は各肺区域に対応した気管支枝で，各々 B^1, $B^2 \cdots B^{10}$，また左肺のみに B^{1+2} と記載する。

区域気管支(B) 右／左 前面図模型
区域気管支(B) 右／左 前面図
気管
肺区域(S) 前，外側面図
肺区域(S) 底面図

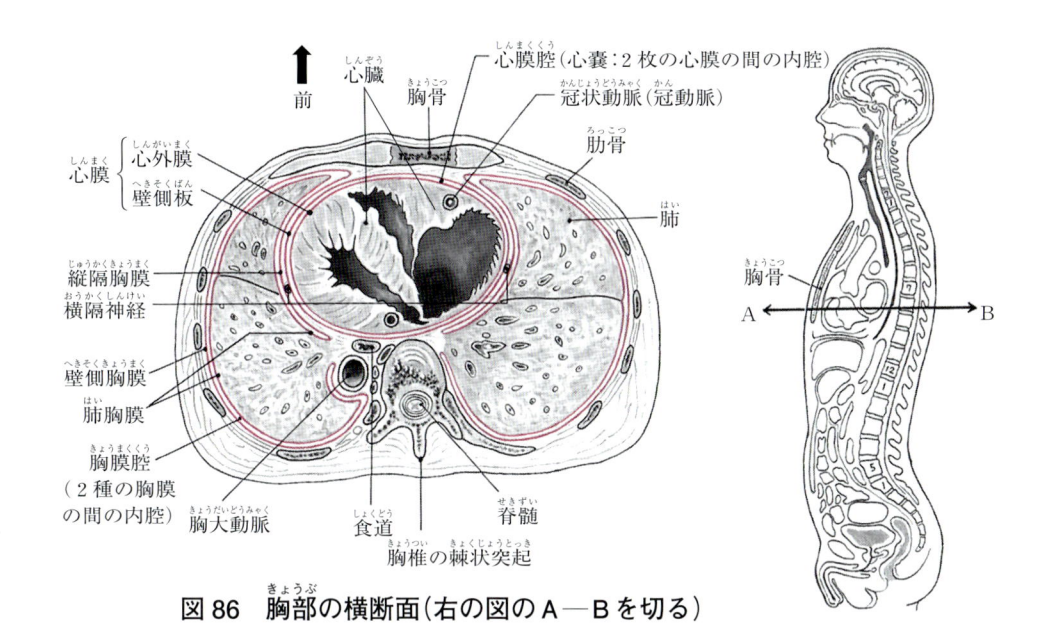

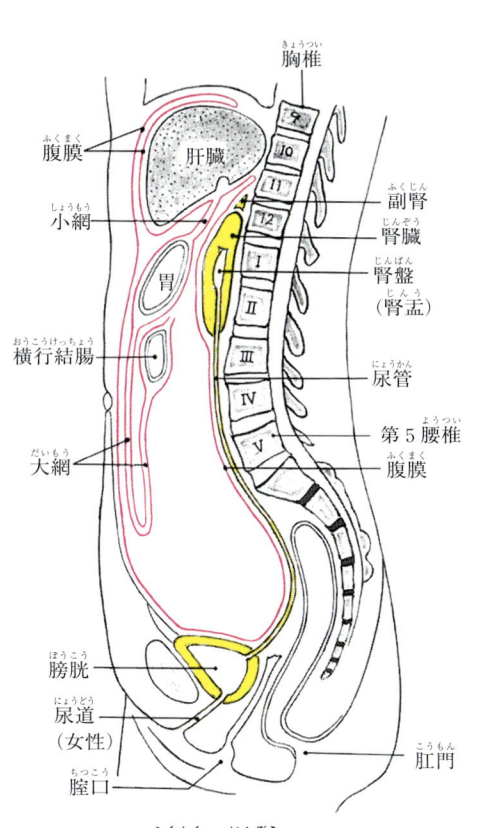

図86 胸部の横断面(右の図のA―Bを切る)

図87 腹膜と腎臓の位置
(腎臓は脊柱の腹側)

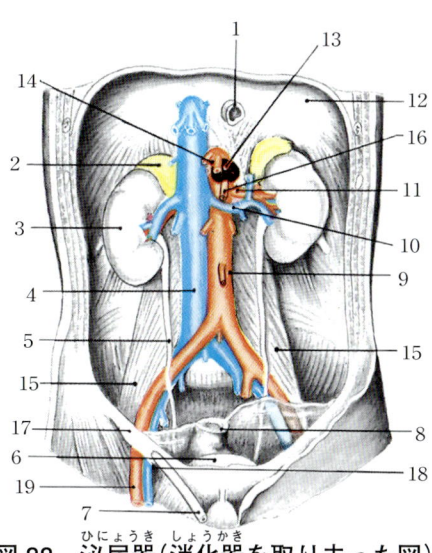

図88 泌尿器(消化器を取り去った図)

1．食道　2．副腎　3．腎臓　4．下大静脈　5．尿管
6．膀胱　7．精索(精管を含む)　8．直腸　9．腹大動脈
10．腎静脈　11．腎動脈　12．横隔膜　13．腹腔神経節
(太陽神経節ともいい，腹腔神経叢に存す)　14．腹腔動脈
15．腸腰筋　16．上腸間膜動脈　17．鼠径管　18．大腿管
(輪)　19．大腿動脈　※17．18．は鼠径ヘルニア(脱腸)の
好発部位

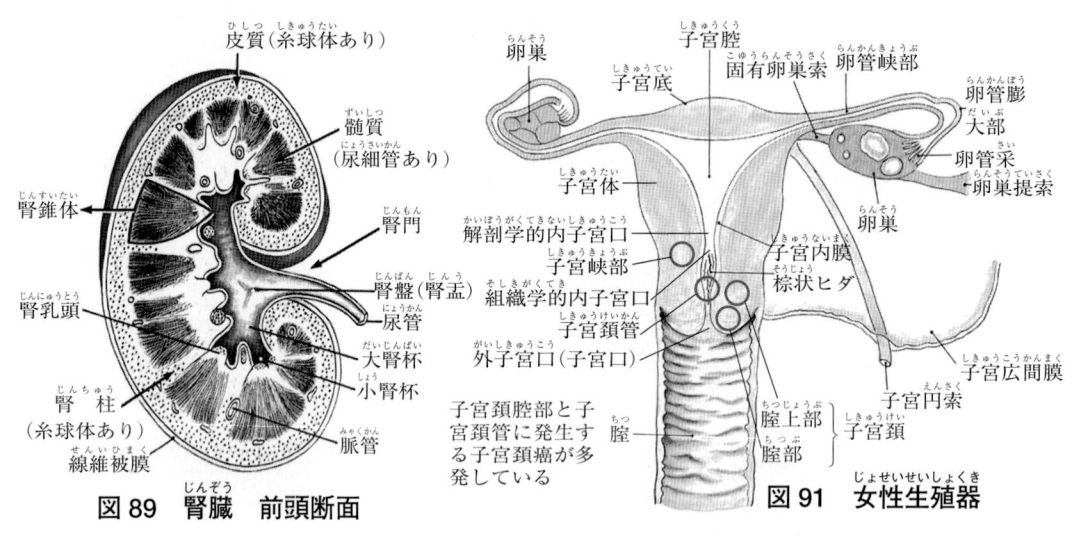

図89 腎臓　前頭断面

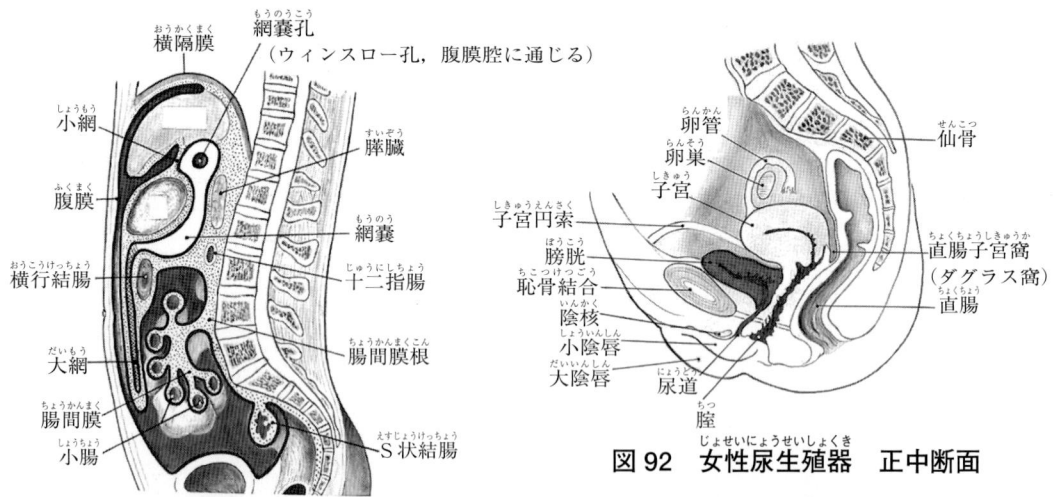

図90 網嚢　正中断面

図91 女性生殖器

子宮頸腔部と子宮頸管に発生する子宮頸癌が多発している

図92 女性尿生殖器　正中断面

ダグラス窩や直腸膀胱窩では腹膜炎などで膿が貯留して、膿瘍になりやすい。

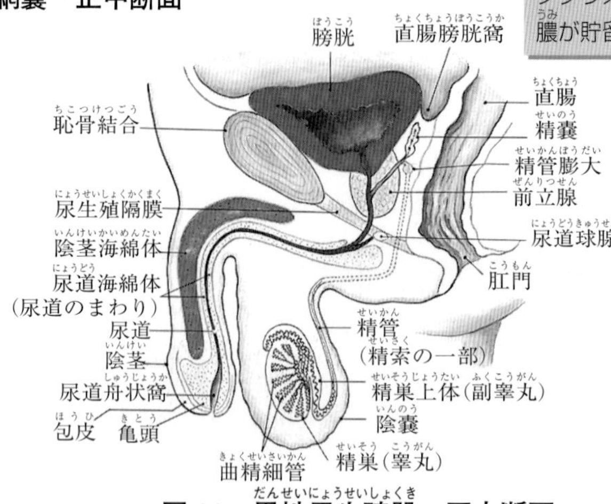

図93 男性尿生殖器　正中断面

注：精索はやや太い管で、精管（精子を運ぶ）、精巣挙筋、血管などいろいろなものを含んでいる。(p.13、図34, p.33、図88参照)。

下垂体(脳下垂体)

- 漏斗部
- 前葉
- 後葉
- 中間部

視床／大脳半球／松果体／視床下部／下垂体／小脳／→後

> 下垂体は頭蓋底の中央部のトルコ鞍におさまるので、下垂体腫瘍ではトルコ鞍の拡大や変形がみられる。

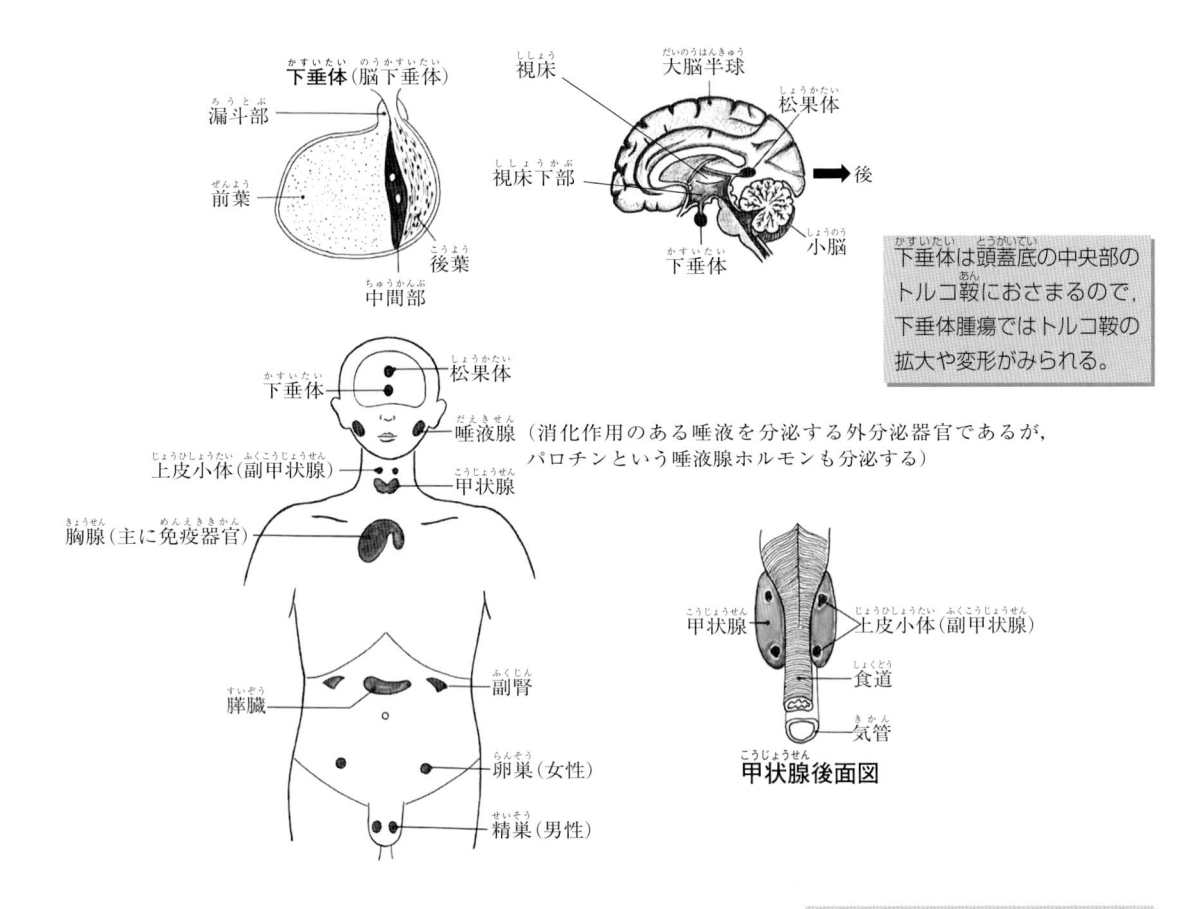

- 下垂体
- 松果体
- 唾液腺（消化作用のある唾液を分泌する外分泌器官であるが、パロチンという唾液腺ホルモンも分泌する）
- 上皮小体(副甲状腺)
- 甲状腺
- 胸腺(主に免疫器官)
- 膵臓
- 副腎
- 卵巣(女性)
- 精巣(男性)

甲状腺後面図
- 甲状腺
- 上皮小体(副甲状腺)
- 食道
- 気管

副腎
- 皮質
- 髄質
（断面を示す）

膵臓
- 毛細血管
- 外分泌部
- 膵島(ランゲルハンス島)（円形の明るい細胞群）

> 膵島は膵臓中に約100万個もある約0.1〜0.2ミリ大の円形の細胞集団で、インスリンやグルカゴンなどを分泌する。

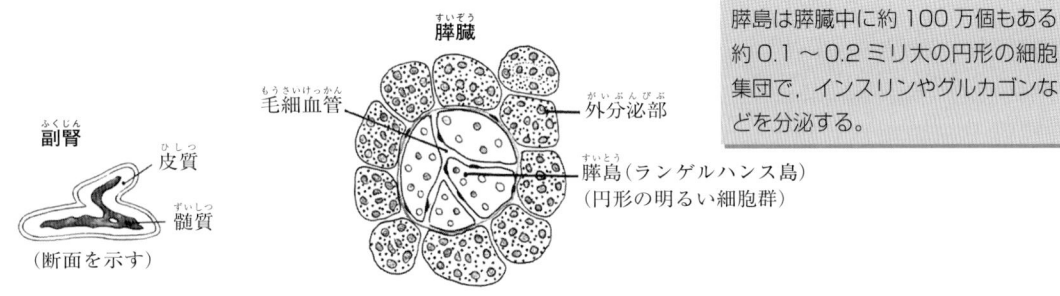

図94　内分泌器官

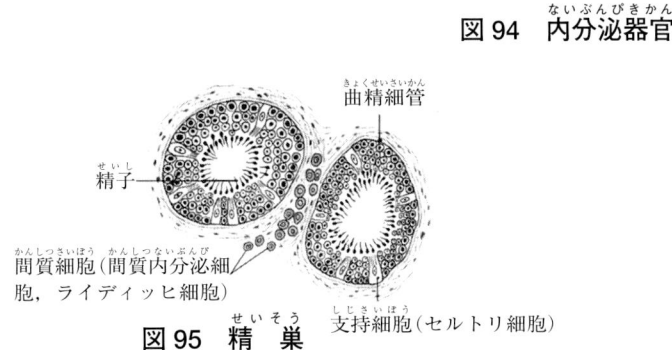

図95　精巣
- 曲精細管
- 精子
- 間質細胞(間質内分泌細胞、ライディッヒ細胞)
- 支持細胞(セルトリ細胞)

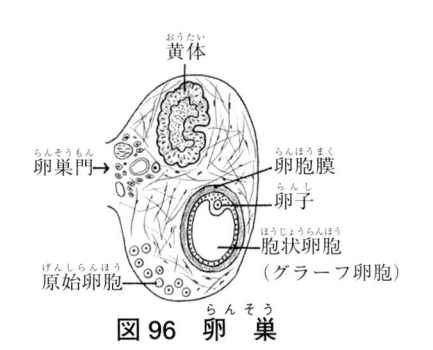

図96　卵巣
- 黄体
- 卵巣門
- 卵胞膜
- 卵子
- 胞状卵胞(グラーフ卵胞)
- 原始卵胞

図97 内臓の位置 前面

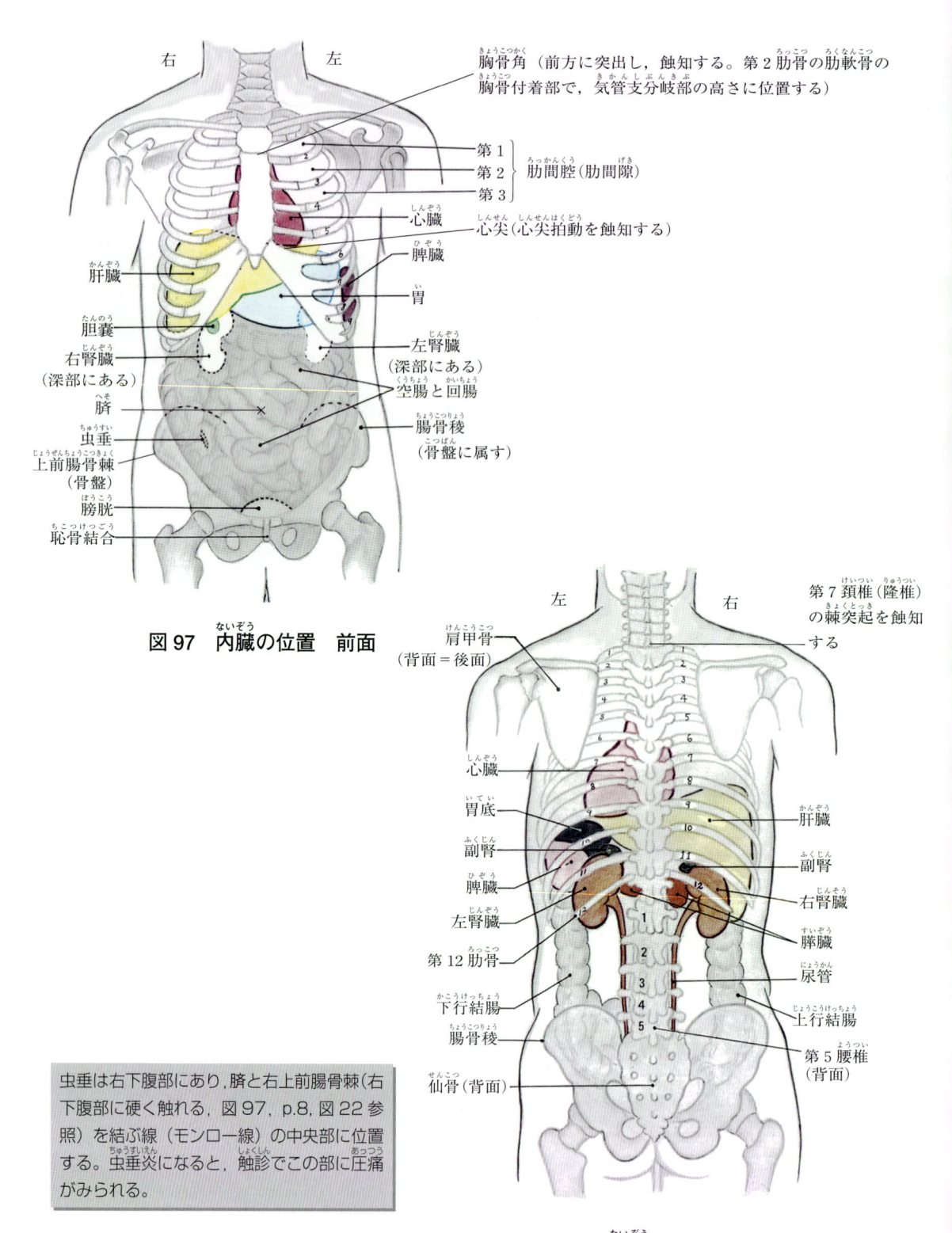

図98 内臓の位置 後面

虫垂は右下腹部にあり，臍と右上前腸骨棘（右下腹部に硬く触れる，図97，p.8，図22参照）を結ぶ線（モンロー線）の中央部に位置する。虫垂炎になると，触診でこの部に圧痛がみられる。

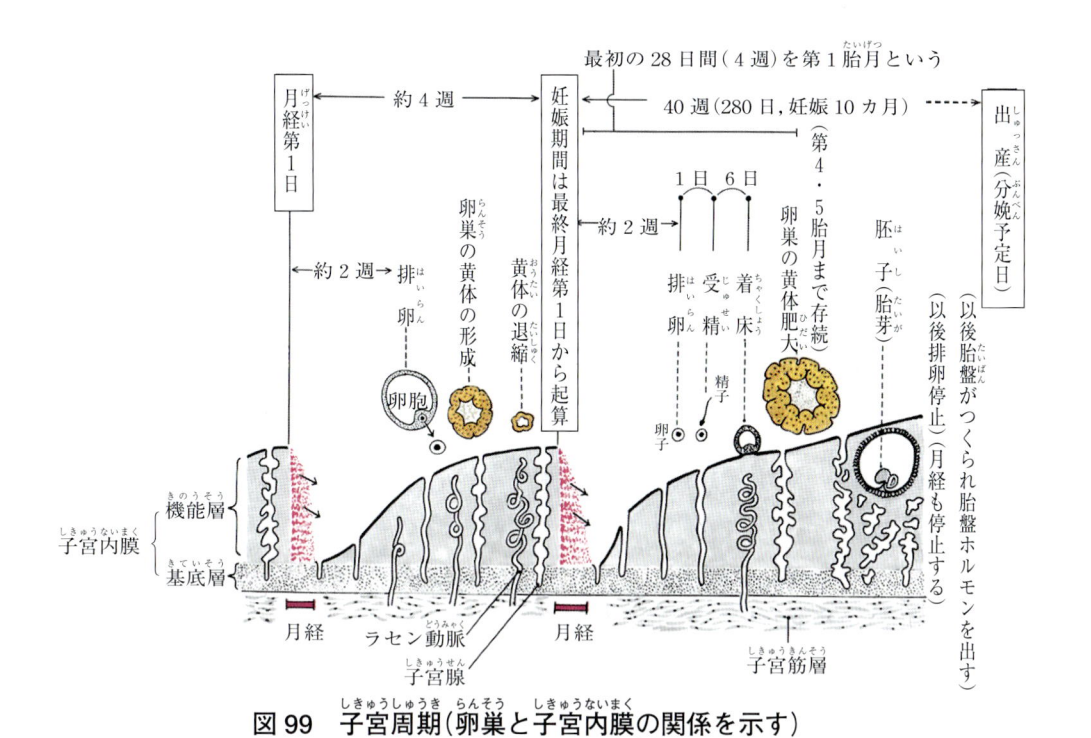

図99 子宮周期（卵巣と子宮内膜の関係を示す）
（月経という現象は霊長類のみにあらわれる）

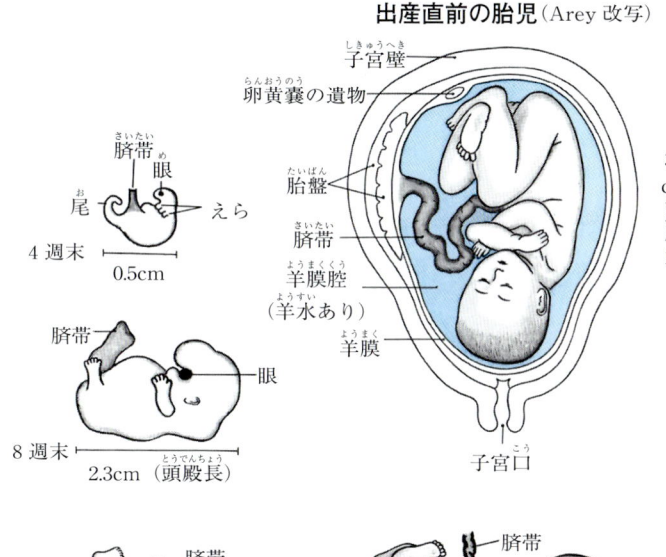

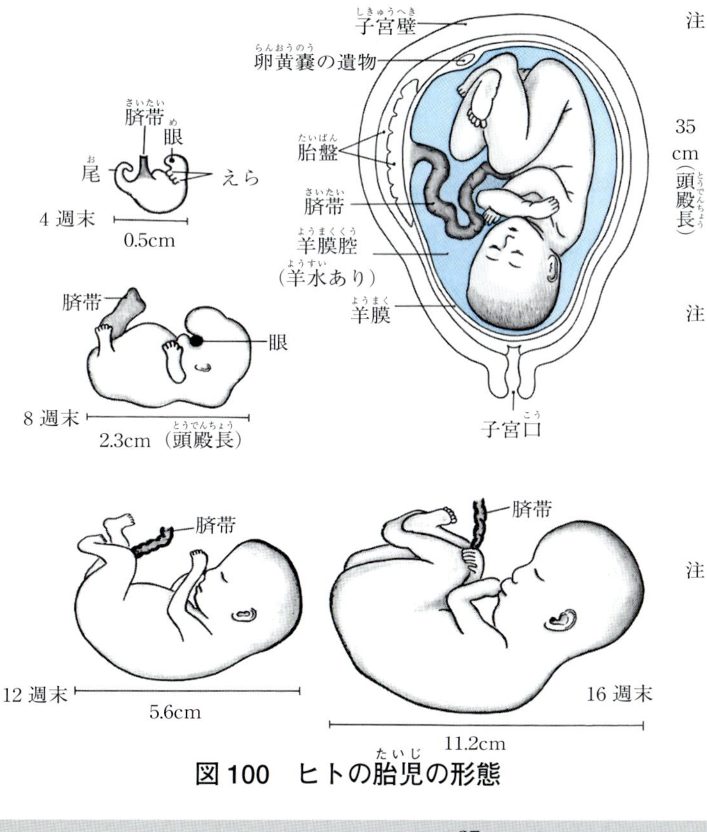

出産直前の胎児（Arey 改写）

注1：妊娠期間は最終正常月経第1日から起算した日数と週数であらわす。また、妊娠28週から生後1週間の出産前後を周産期（周生期）という。

注2：妊娠8週までは胚子（胎芽）とよび、妊娠9週からは胎児とよぶ。妊娠12週には生殖器が外見上明らかになり、男女別が可能となる。

注3：頭殿長や大横径（胎児頭横径）が超音波検査により計測され、胎児の発育状態や妊娠週数の算定に用いられる。

図100 ヒトの胎児の形態

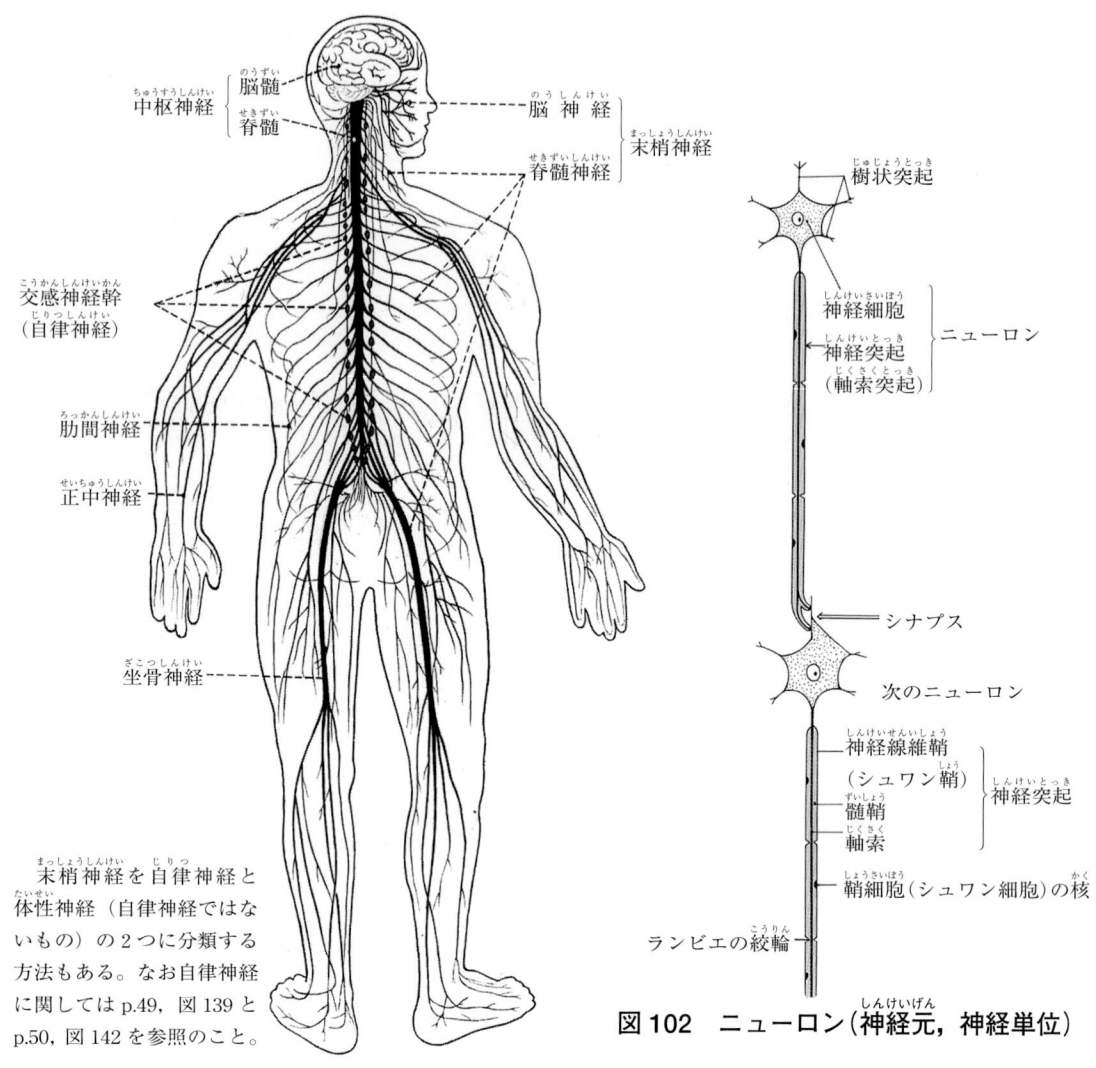

図101 全身の神経系統の図には次のラベルがある：
- 中枢神経 ｛ 脳髄 / 脊髄
- 脳神経
- 末梢神経
- 脊髄神経
- 交感神経幹（自律神経）
- 肋間神経
- 正中神経
- 坐骨神経

末梢神経を自律神経と体性神経（自律神経ではないもの）の2つに分類する方法もある。なお自律神経に関してはp.49, 図139とp.50, 図142を参照のこと。

図101 全身の神経系統

図102 ニューロンの図には次のラベルがある：
- 樹状突起
- 神経細胞
- 神経突起（軸索突起）
- ニューロン
- シナプス
- 次のニューロン
- 神経線維鞘（シュワン鞘）
- 髄鞘
- 軸索
- 神経突起
- 鞘細胞（シュワン細胞）の核
- ランビエの絞輪

図102 ニューロン（神経元，神経単位）

脳髄の分類：

大脳 ｛
1. 大脳半球（＝終脳）
2. 間脳（視床と視床下部）
3. 中脳

菱脳 ｛
1. 後脳（小脳と橋）
2. 延髄（下方は脊髄に続く）

菱脳の名は内部に菱形窩を含むことによる。p.41, 図112参照。

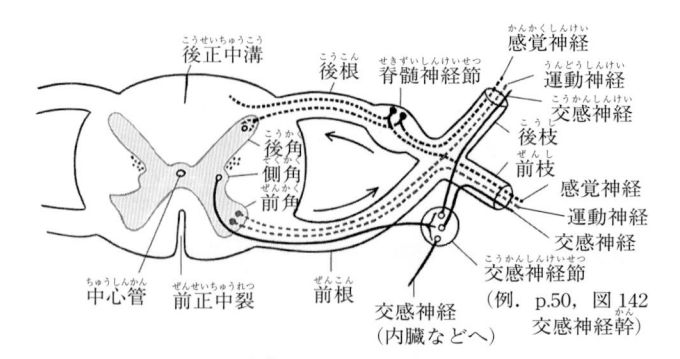

図103 脊髄に出入する神経の図には次のラベルがある：
- 後正中溝
- 後根
- 脊髄神経節
- 感覚神経
- 運動神経
- 交感神経
- 後枝
- 前枝
- 感覚神経
- 運動神経
- 交感神経
- 後角
- 側角
- 前角
- 交感神経節
- 中心管
- 前正中裂
- 前根
- 交感神経（内臓などへ）
- （例．p.50, 図142 交感神経幹）

図103 脊髄に出入する神経

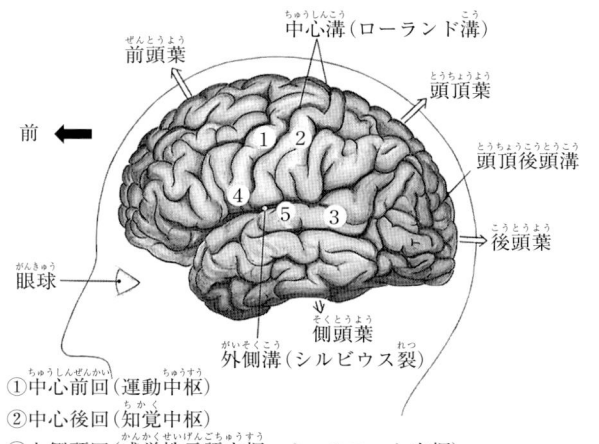

① 中心前回（運動中枢）
② 中心後回（知覚中枢）
③ 上側頭回（感覚性言語中枢，ウェルニッケ中枢）
④ 下前頭回（運動性言語中枢，ブロカ中枢）
⑤ 横側頭回（聴覚中枢の1次聴覚野，音を検知する中枢。音を理解する2次聴覚野は感覚性言語中枢の一部）

図104　左大脳半球　外側面

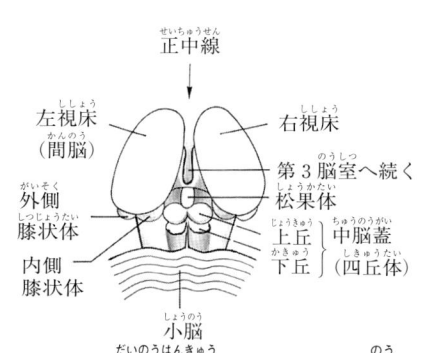

図105　大脳半球を取り除いた脳の後面

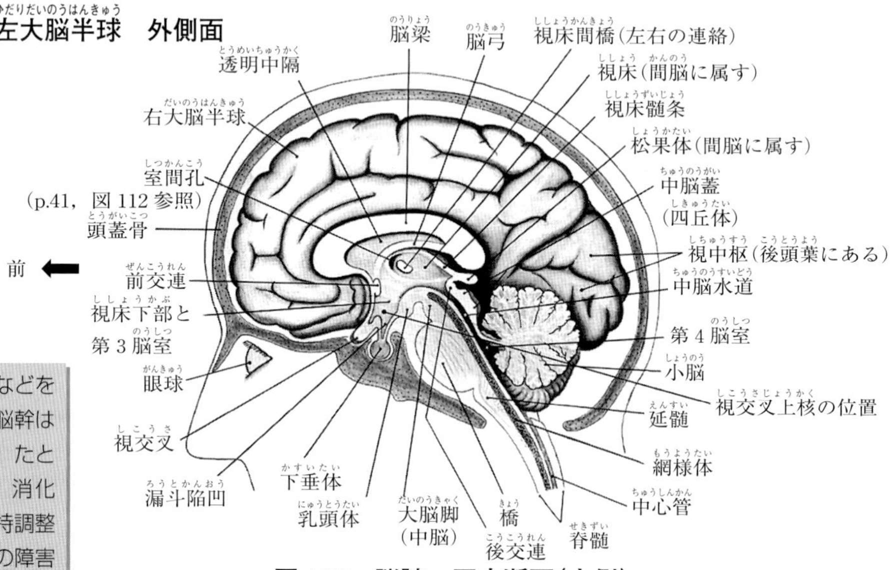

延髄，橋，中脳，間脳などを合わせて脳幹という。脳幹は生命維持装置の中枢で，たとえば呼吸器，循環器，消化器，瞳孔反射などを維持調整する。脳幹の回復不能の障害による脳幹死は，脳死判定時に重要となる。

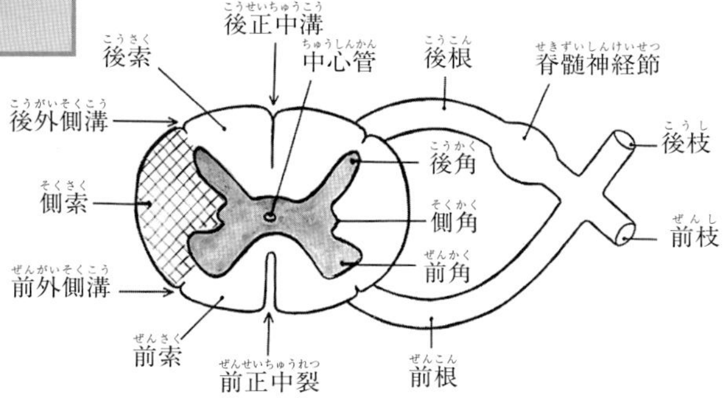

注：脳幹の中に大脳基底核（p.40,図108）を含める場合もある。

図106　脳髄　正中断面（右側）

図107　脊髄　横断面

— 39 —

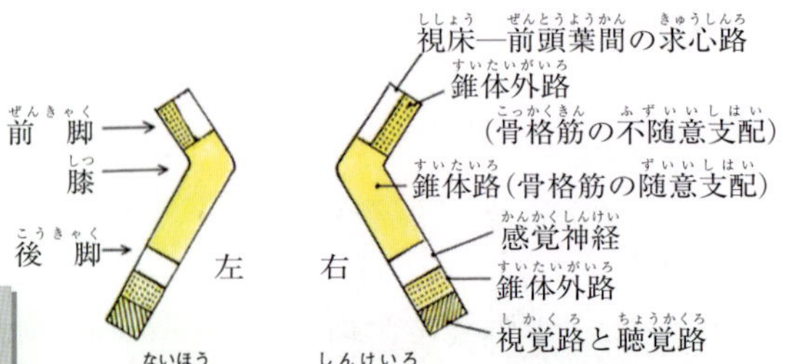

大脳基底核は運動を調節する錐体外路系の中枢であり，これが障害されると，不随意運動や運動異常（錐体外路症状）がみられる。

内包を通る神経路
（下図参照のこと）

- 前脚
- 膝
- 後脚
- 左／右
- 視床―前頭葉間の求心路
- 錐体外路（骨格筋の不随意支配）
- 錐体路（骨格筋の随意支配）
- 感覚神経
- 錐体外路
- 視覚路と聴覚路

線条体は，運動の安定化に働き，この部が変性すると運動系が興奮して，不随意運動などを生じる。これを舞踏病とよぶ。

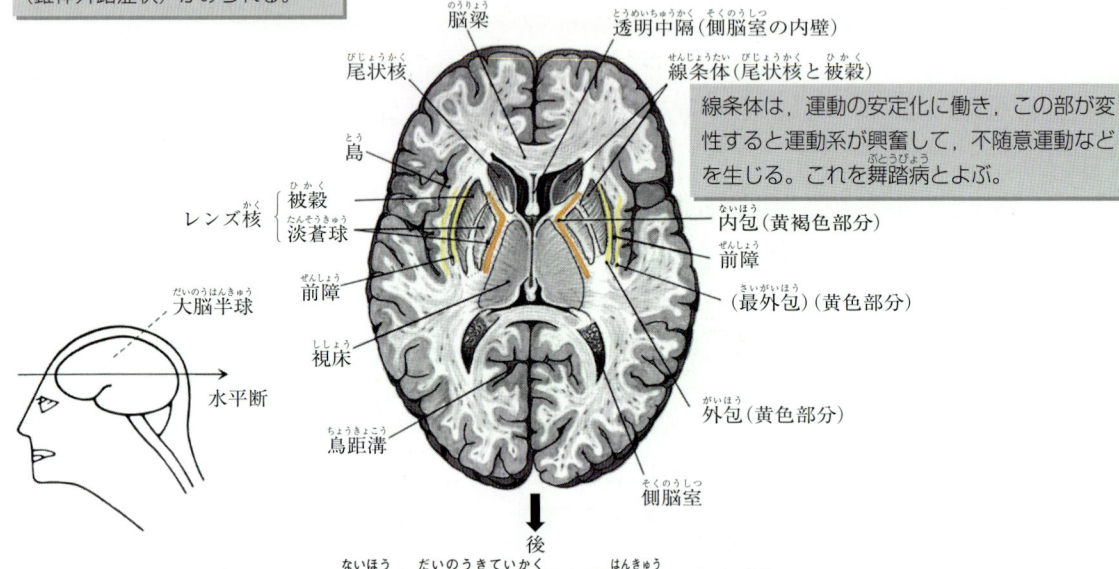

図中ラベル：脳梁，透明中隔（側脳室の内壁），尾状核，線条体（尾状核と被殻），島，レンズ核，被殻，淡蒼球，前障，視床，鳥距溝，内包（黄褐色部分），前障，（最外包）（黄色部分），外包（黄色部分），側脳室

大脳半球／水平断

図108　内包と大脳基底核（大脳半球の水平断）
注：大脳基底核は単に大脳核または基底核ともいう。ただし，大脳基底核という名称は，正式の日本解剖学名にはない。

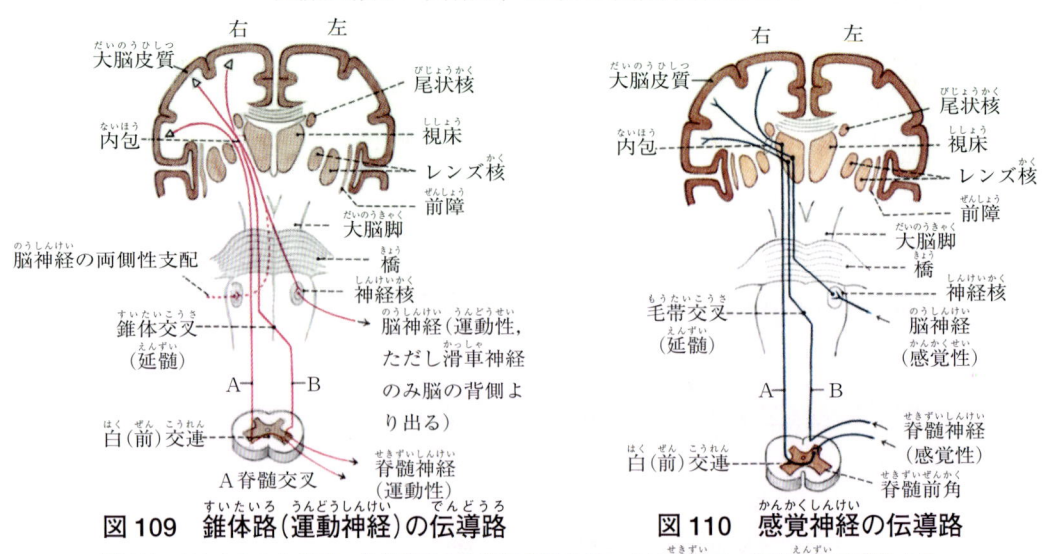

図109　錐体路（運動神経）の伝導路
ラベル：右／左，大脳皮質，尾状核，内包，視床，レンズ核，前障，大脳脚，橋，脳神経の両側性支配，神経核，錐体交叉（延髄），脳神経（運動性，ただし滑車神経のみ脳の背側より出る），白（前）交連，A脊髄交叉，脊髄神経（運動性）

図110　感覚神経の伝導路
ラベル：右／左，大脳皮質，尾状核，内包，視床，レンズ核，前障，大脳脚，橋，神経核，毛帯交叉（延髄），脳神経（感覚性），白（前）交連，脊髄神経（感覚性），脊髄前角

図109・110中のAとBは，左右交差する場所が異なる。Aは脊髄で，Bは延髄で交差する。

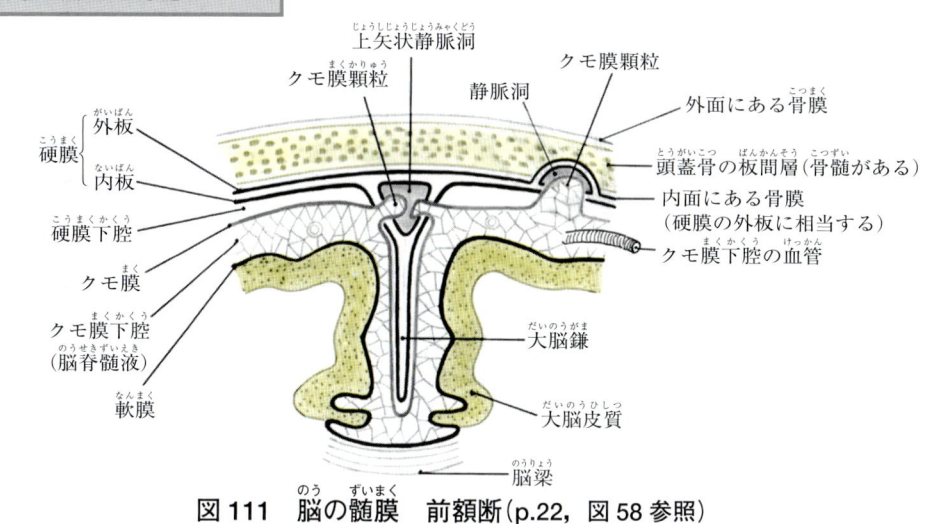

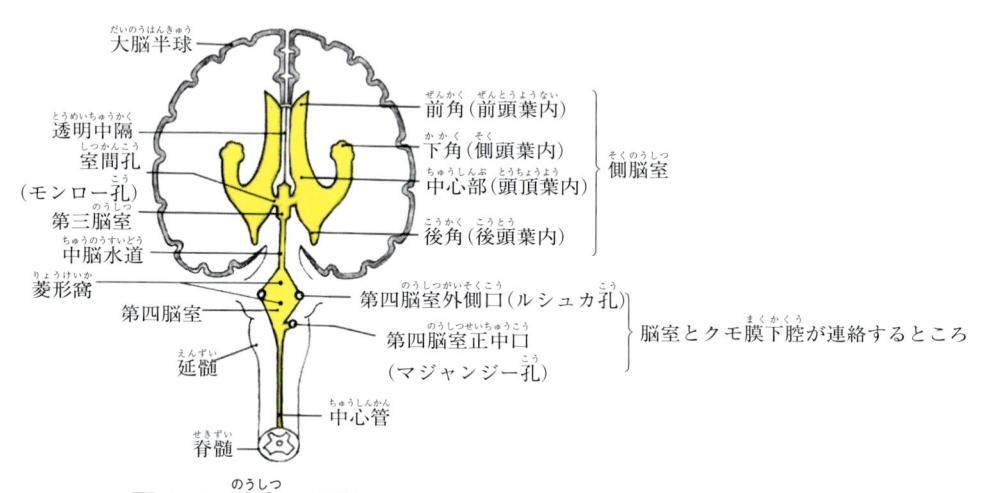

硬膜下出血(血腫)は頭部打撲や外傷によって硬膜下腔に出血して起こる。クモ膜下出血は脳動脈瘤の破裂などでクモ膜下腔に出血した状態。

図111 脳の髄膜 前額断(p.22，図58参照)

図112 脳室 上面
脳室には脳脊髄液が流れる。

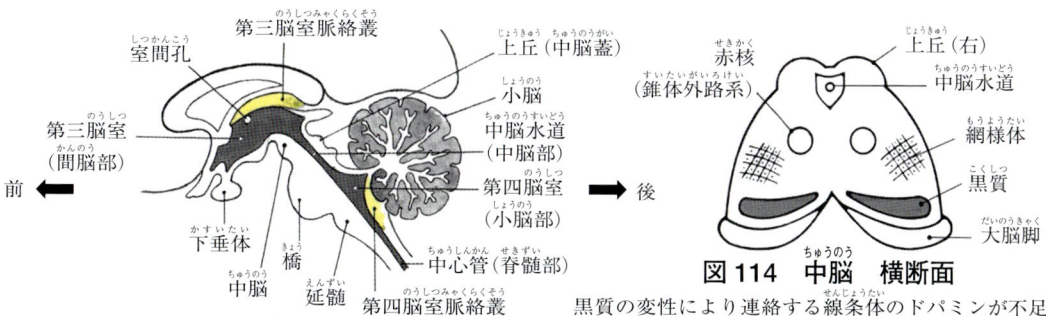

図113 脳室 正中断面
第三，第四脳室脈絡叢は脳脊髄液を脳室内に分泌する。

図114 中脳 横断面
黒質の変性により連絡する線条体のドパミンが不足し，運動異常が起こり，パーキンソン病となる。上丘は視覚に関係し，網様体は意識の維持と覚醒に関係する。

> 脳神経は脳に直接出入する12種類の末梢神経で，眼，耳，鼻や嚥下の働きを支配する。

図115 脳底における脳神経の起始部

脳神経は図の番号のように左右12対あり，その番号を通常ローマ数字であらわす。
（図の中でエンズイとあるところは延髄の錐体に相当する）

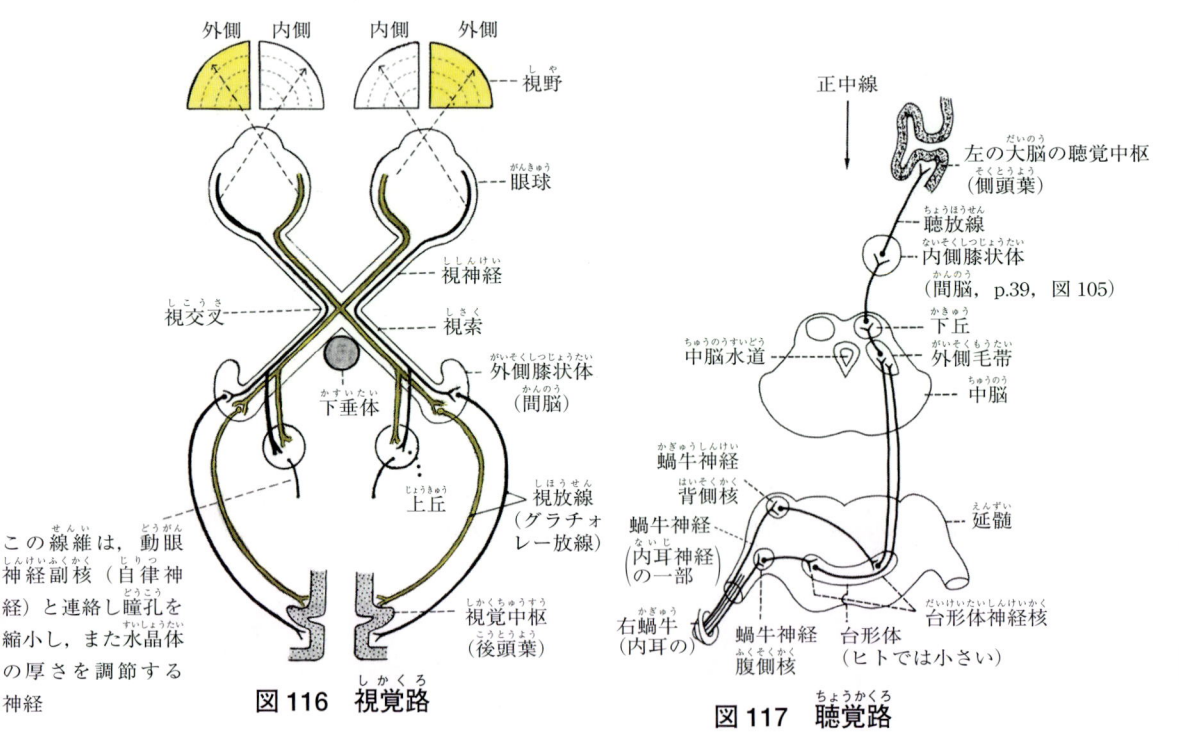

主な部位ラベル：
- 大脳半球
- Ⅰ．嗅球（嗅神経）
- Ⅰ．嗅索（嗅神経）
- Ⅱ．視神経
- Ⅲ．動眼神経
- Ⅳ．滑車神経
- Ⅴ．三叉神経
- Ⅵ．外転神経
- Ⅶ．顔面神経（中間神経を含む）
- Ⅷ．内耳神経
- Ⅸ．舌咽神経
- Ⅹ．迷走神経
- Ⅺ．副神経
- Ⅻ．舌下神経
- 乳頭体（視床下部）
- 橋
- 錐体交叉（延髄）
- 小脳
- 脊髄
- 頚神経（脊髄神経）

図116 視覚路

ラベル：視野，外側，内側，眼球，視神経，視交叉，視索，下垂体，上丘，外側膝状体（間脳），視放線（グラチオレー放線），視覚中枢（後頭葉）

この線維は，動眼神経副核（自律神経）と連絡し瞳孔を縮小し，また水晶体の厚さを調節する神経

図117 聴覚路

ラベル：正中線，左の大脳の聴覚中枢（側頭葉），聴放線，内側膝状体（間脳，p.39，図105），下丘，中脳水道，外側毛帯，中脳，蝸牛神経背側核，蝸牛神経（内耳神経の一部），蝸牛神経腹側核，右蝸牛（内耳の），台形体（ヒトでは小さい），台形体神経核，延髄

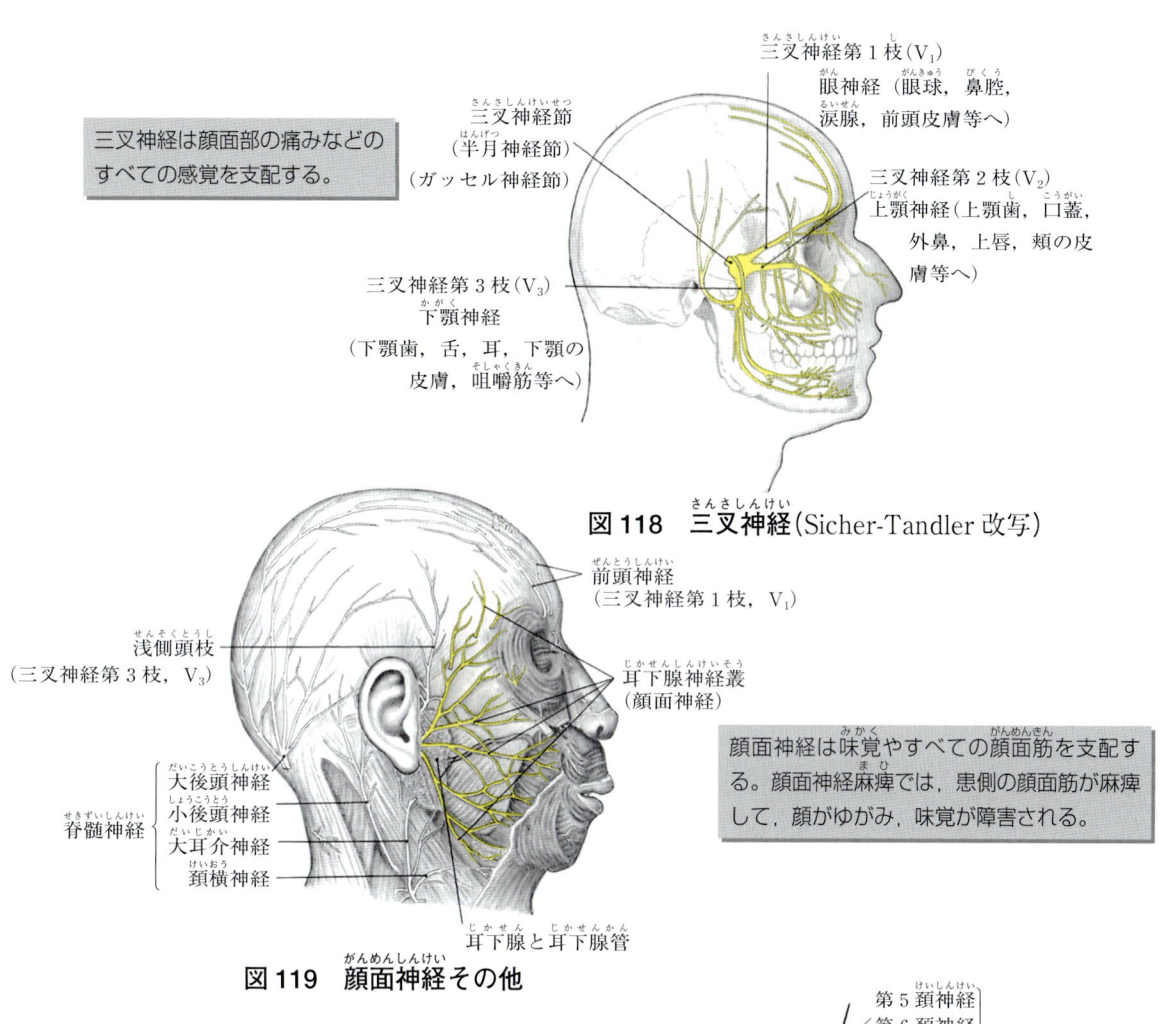

三叉神経は顔面部の痛みなどのすべての感覚を支配する。

三叉神経第1枝(V_1)
眼神経（眼球，鼻腔，涙腺，前頭皮膚等へ）

三叉神経節
（半月神経節）
（ガッセル神経節）

三叉神経第2枝(V_2)
上顎神経（上顎歯，口蓋，外鼻，上唇，頬の皮膚等へ）

三叉神経第3枝(V_3)
下顎神経
（下顎歯，舌，耳，下顎の皮膚，咀嚼筋等へ）

図118　三叉神経（Sicher-Tandler 改写）

前頭神経
（三叉神経第1枝，V_1）

浅側頭枝
（三叉神経第3枝，V_3）

耳下腺神経叢
（顔面神経）

脊髄神経 ｛ 大後頭神経
小後頭神経
大耳介神経
頚横神経

耳下腺と耳下腺管

顔面神経は味覚やすべての顔面筋を支配する。顔面神経麻痺では，患側の顔面筋が麻痺して，顔がゆがみ，味覚が障害される。

図119　顔面神経その他

橈骨神経は上肢のすべての伸筋を支配するので，リュックサックや腕枕などの圧迫で麻痺すると，手首が垂れ下がる下垂手になる。
手根管症候群では正中神経が屈筋支帯と手根骨に囲まれた手根管で圧迫され，母指，示指，中指のしびれ感，痛みや母指の運動障害を起こす。

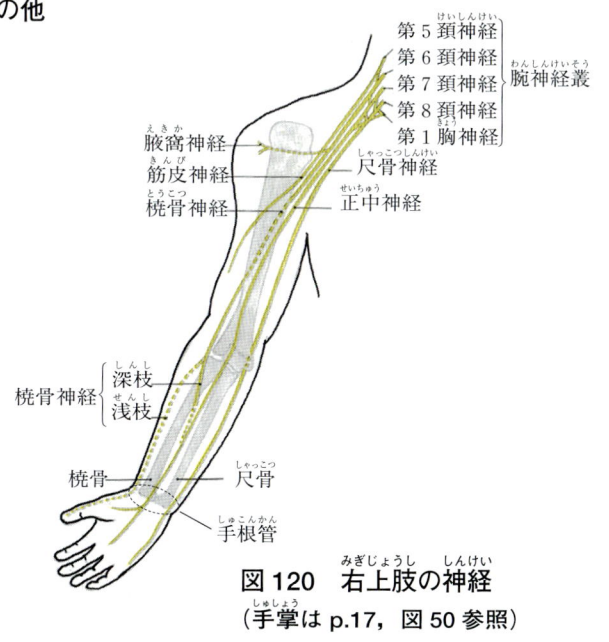

第5頚神経
第6頚神経
第7頚神経 ｝ 腕神経叢
第8頚神経
第1胸神経

腋窩神経
筋皮神経
橈骨神経
尺骨神経
正中神経

橈骨神経 ｛ 深枝
浅枝

橈骨　尺骨
手根管

図120　右上肢の神経
（手掌は p.17，図50 参照）

— 43 —

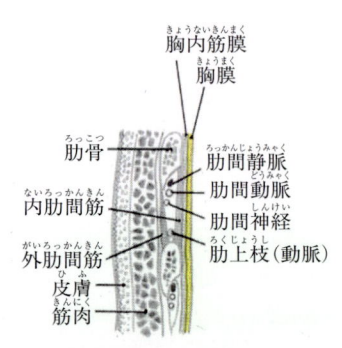

図121 肋間神経（胸壁の断面図）

胸水の貯留をきたす疾患の検査で行う胸腔穿刺は神経や血管を避けて，肋骨上線に沿って穿刺する。

坐骨神経は最大の末梢神経である。腰椎椎間板ヘルニアでは，腰痛に伴い坐骨神経の走行に沿って殿部から足まで疼痛をきたす坐骨神経痛が生じることが多い。

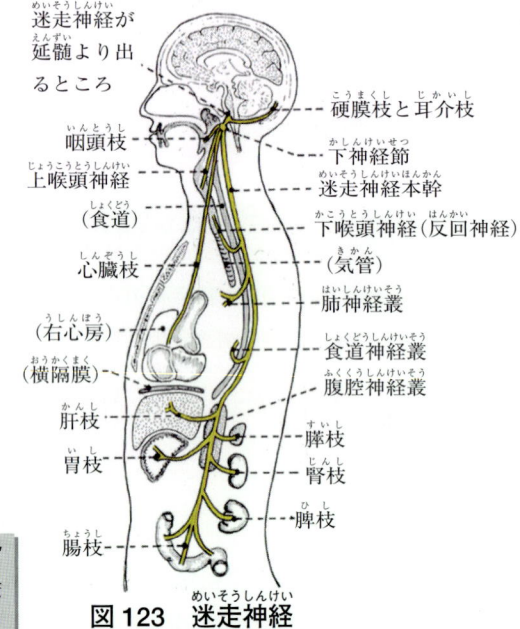

図123 迷走神経

迷走神経は第Ⅹ脳神経ともいい，主要な副交感神経として，頸部，胸・腹部の器官の機能を調節する。

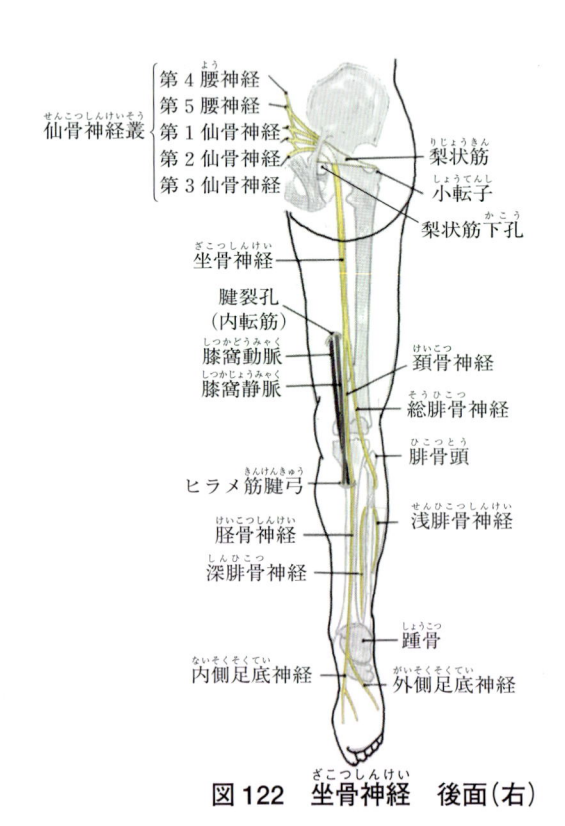

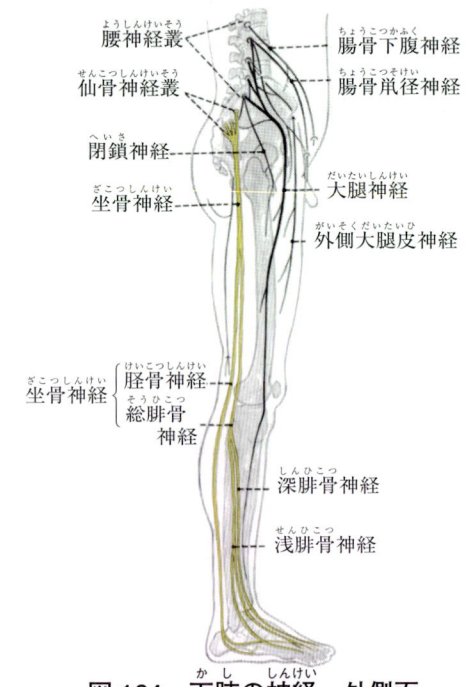

図122 坐骨神経　後面（右）

図124 下肢の神経　外側面
（Lanz 改写）

図125　体の部位の名称

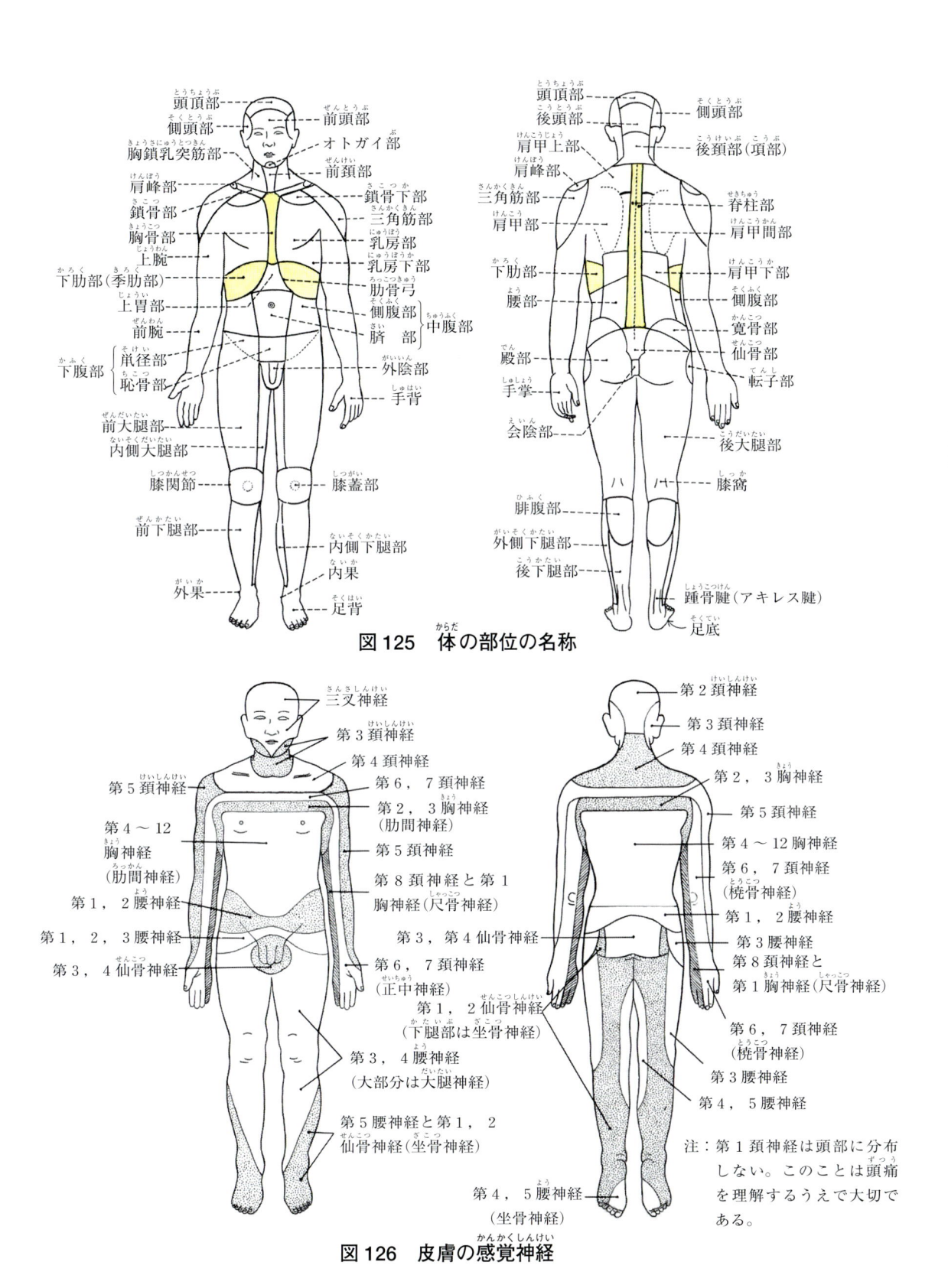

図126　皮膚の感覚神経

注：第1頚神経は頭部に分布しない。このことは頭痛を理解するうえで大切である。

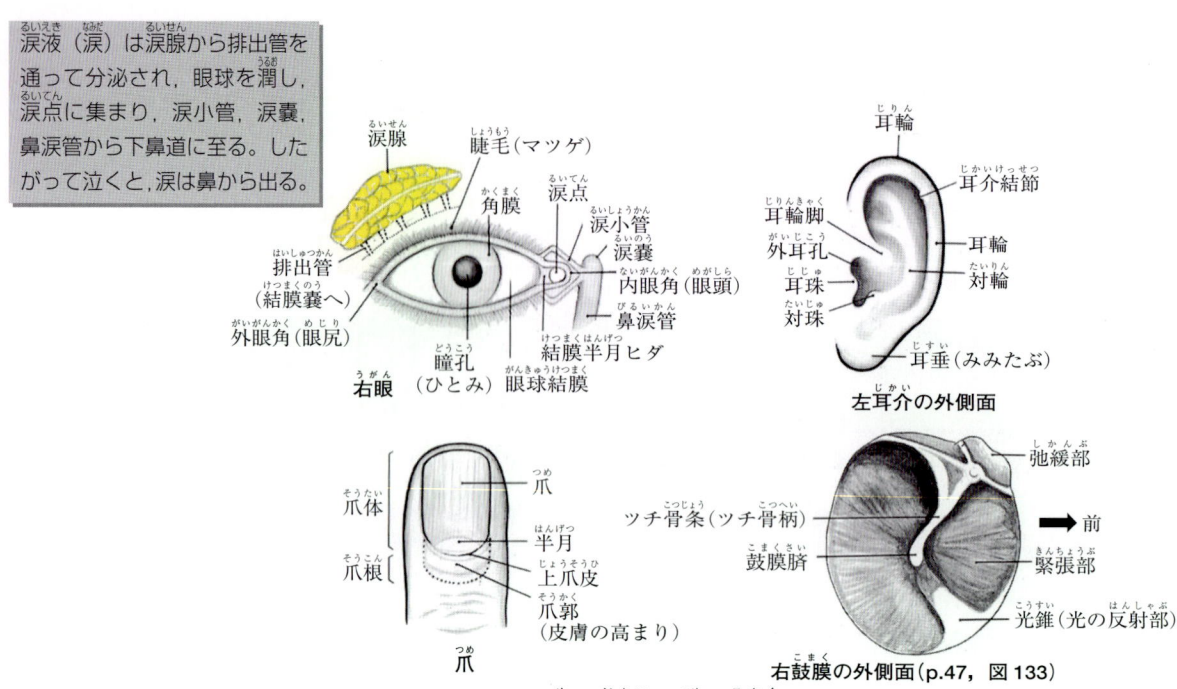

涙液（涙）は涙腺から排出管を通って分泌され，眼球を潤し，涙点に集まり，涙小管，涙嚢，鼻涙管から下鼻道に至る。したがって泣くと，涙は鼻から出る。

図127　眼　耳介　爪　鼓膜

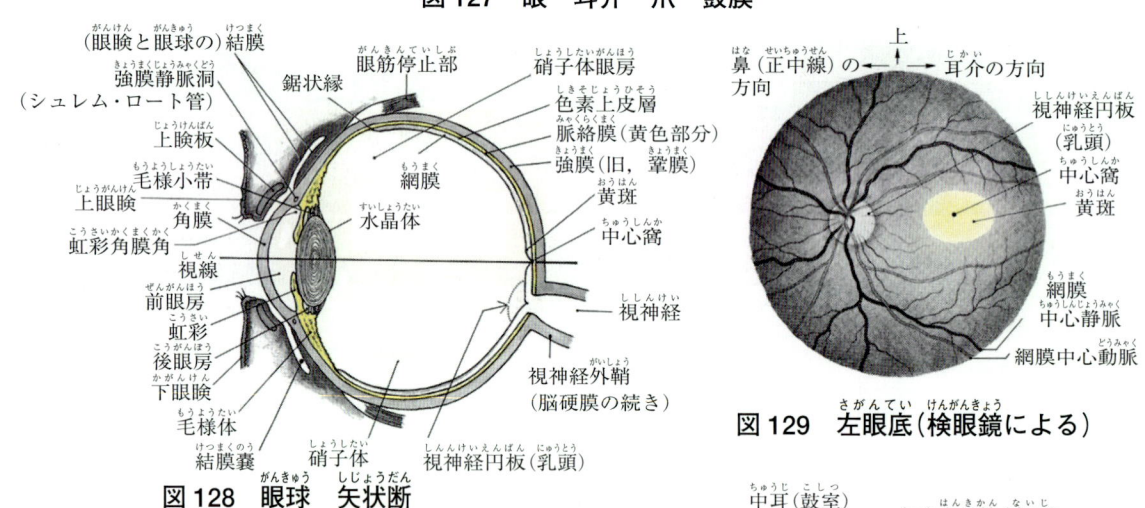

右眼の図：涙腺，睫毛（マツゲ），角膜，涙点，涙小管，涙嚢，排出管（結膜嚢へ），内眼角（眼頭），鼻涙管，外眼角（眼尻），瞳孔（ひとみ），結膜半月ヒダ，眼球結膜

左耳介の外側面：耳輪，耳介結節，耳輪脚，外耳孔，耳輪，耳珠，対輪，対珠，耳垂（みみたぶ）

爪：爪体，爪，半月，爪根，上爪皮，爪郭（皮膚の高まり），爪

右鼓膜の外側面(p.47，図133)：弛緩部，ツチ骨条（ツチ骨柄），鼓膜臍，緊張部，前，光錐（光の反射部）

図128　眼球　矢状断

（眼瞼と眼球の）結膜，眼筋停止部，硝子体眼房，強膜静脈洞（シュレム・ロート管），鋸状縁，色素上皮層，脈絡膜（黄色部分），上瞼板，毛様小帯，網膜，強膜（旧，鞏膜），上眼瞼，角膜，水晶体，黄斑，虹彩角膜角，中心窩，前眼房，視神経，虹彩，後眼房，下眼瞼，視神経外鞘（脳硬膜の続き），毛様体，結膜嚢，硝子体，視神経円板（乳頭）

図129　左眼底（検眼鏡による）

鼻（正中線）の方向，上，耳介の方向，視神経円板（乳頭），中心窩，黄斑，網膜，網膜中心静脈，網膜中心動脈

眼球の矢状断（正中線に平行し，前方から後方に向けて切った面，凡例参照）では中心窩と視神経円板の両者が，そろって見えることはありえない。しかし正中線の方向にかたよって存在する視神経円板を便宜上本図に追加した（図129参照）。

迷路とは内耳のことである。軟かい組織からなる迷路を膜迷路といい，膜迷路を取り囲む骨の壁からなる相似形の硬い迷路を骨迷路という。

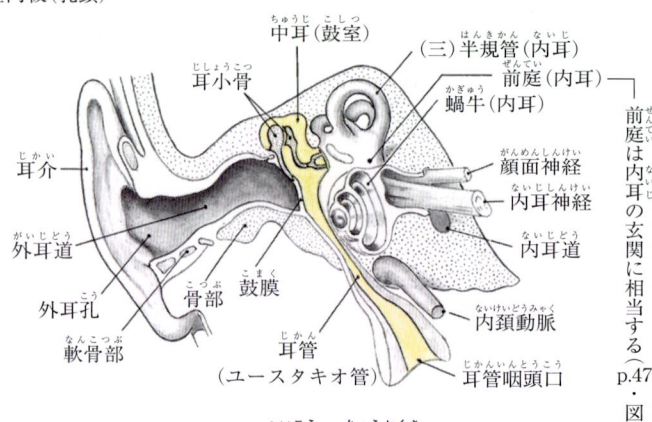

図130　平衡・聴覚器

中耳（鼓室），耳小骨，（三）半規管（内耳），前庭（内耳），蝸牛（内耳），耳介，顔面神経，内耳神経，内耳道，外耳道，骨部，鼓膜，内頚動脈，外耳孔，軟骨部，耳管（ユースタキオ管），耳管咽頭口

前庭は内耳の玄関に相当する（p.47・図133）

— 46 —

上眼瞼挙筋は上眼瞼を挙上する筋であり，他の6種の筋（4種直筋と2種斜筋）は眼球運動に働く外眼筋である。

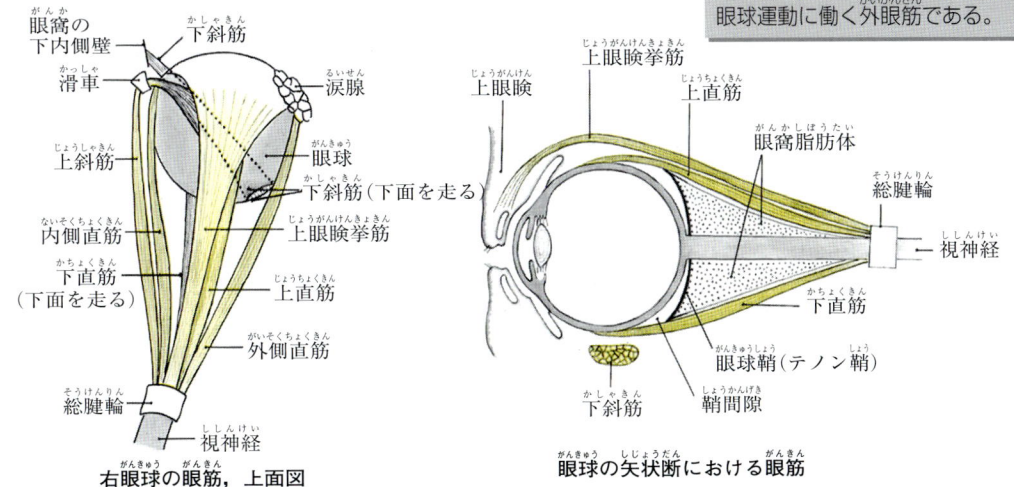

図131　眼　筋

右眼球の眼筋，上面図

眼球の矢状断における眼筋

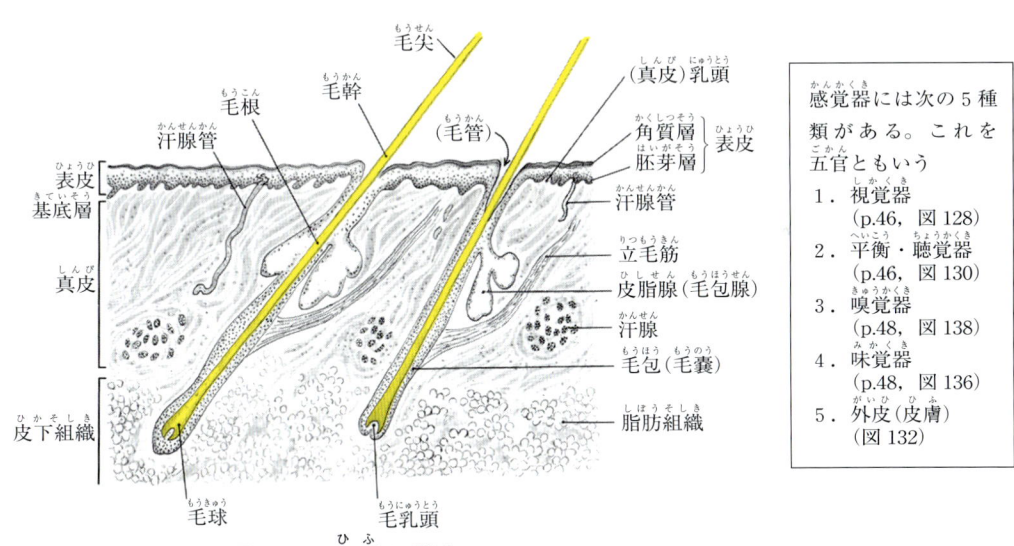

図132　皮膚の構造

感覚器には次の5種類がある。これを五官ともいう
1．視覚器（p.46，図128）
2．平衡・聴覚器（p.46，図130）
3．嗅覚器（p.48，図138）
4．味覚器（p.48，図136）
5．外皮（皮膚）（図132）

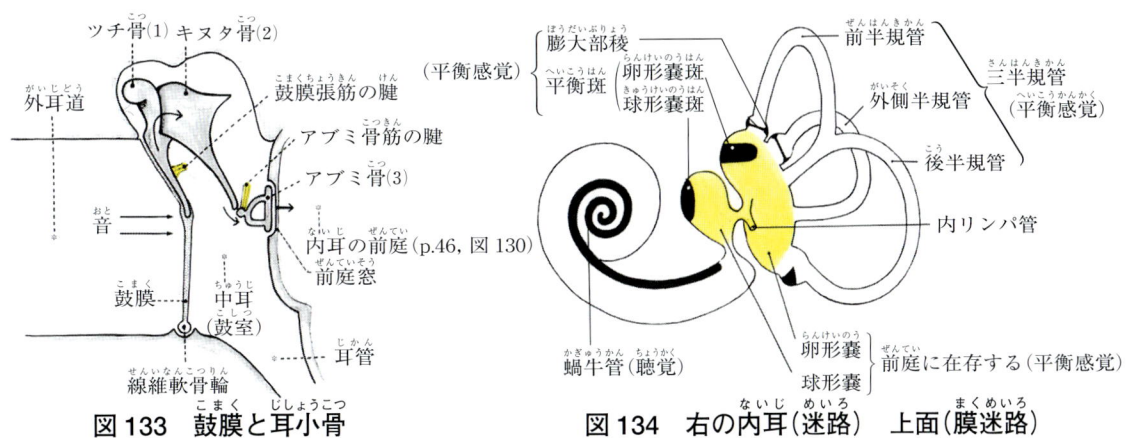

図133　鼓膜と耳小骨
(1)(2)(3)を耳小骨という。矢印は音の伝わる順序を示す。

図134　右の内耳（迷路）　上面（膜迷路）
黒く塗った部分は感覚神経の終末部。

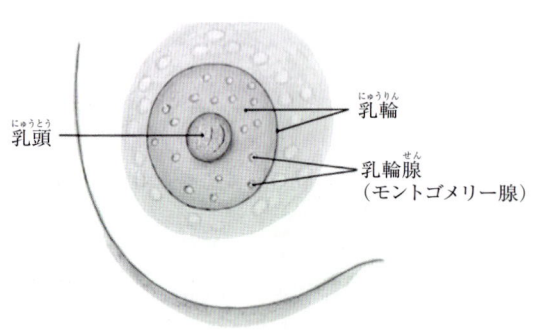

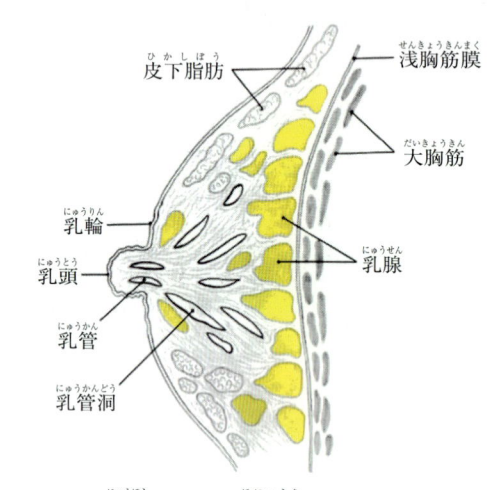

図 135　乳房

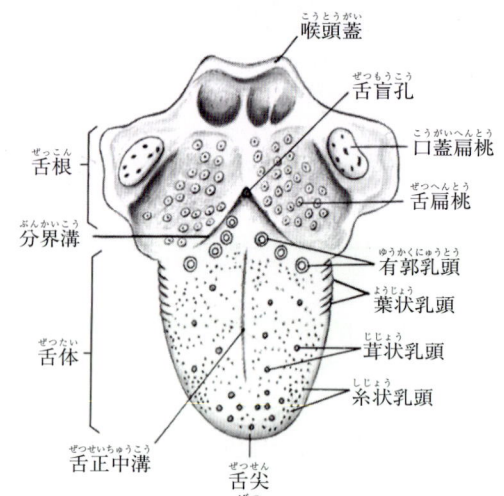

図 136　舌の背面

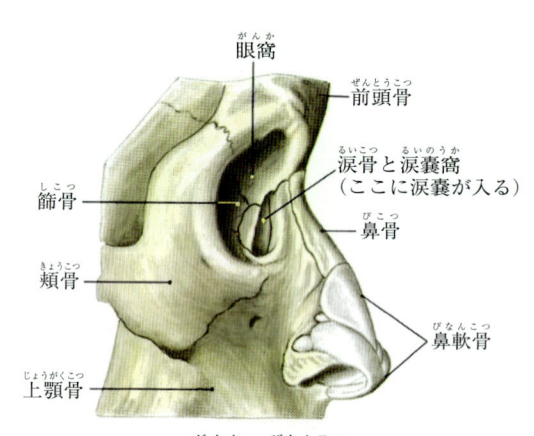

図 137　眼窩と鼻軟骨

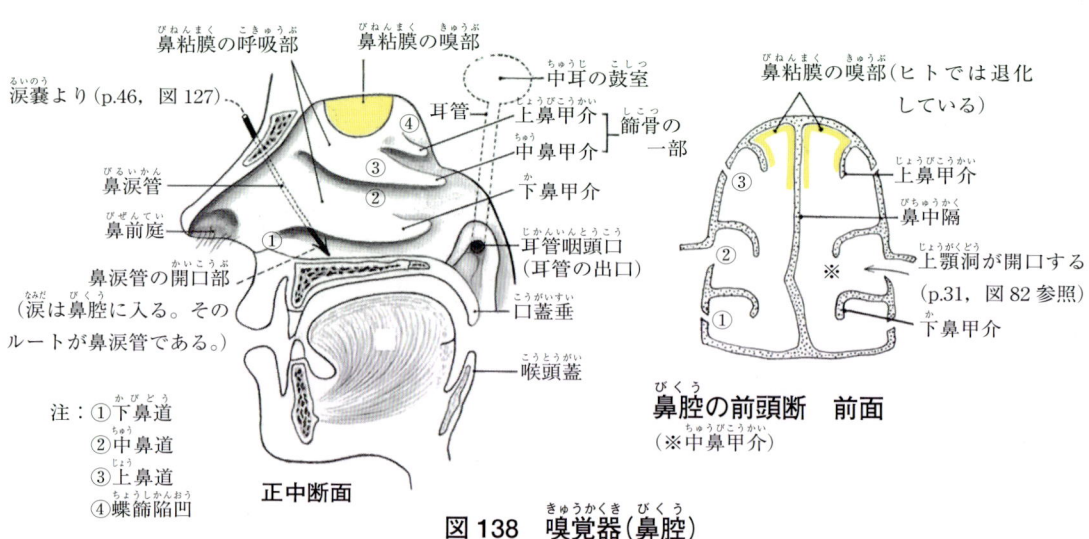

図 138　嗅覚器(鼻腔)

自律神経は内臓を支配する末梢神経で，視床下部を中枢として無意識下に自律的にコントロールしている。緊張状態に働く交感神経とリラックス状態に働く副交感神経とがバランスをとって作用している。

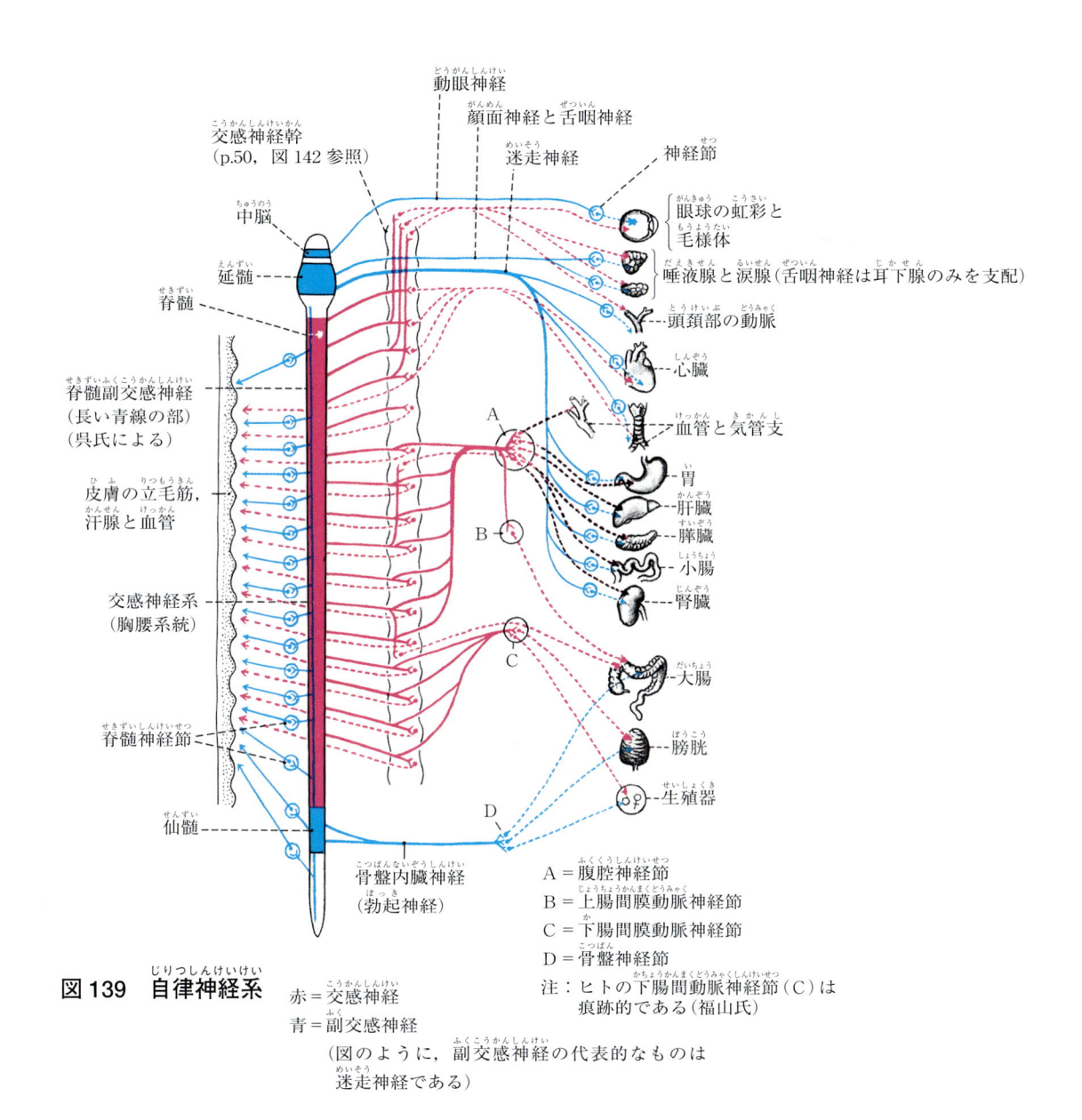

図 139　自律神経系

赤 = 交感神経
青 = 副交感神経
（図のように，副交感神経の代表的なものは迷走神経である）

A = 腹腔神経節
B = 上腸間膜動脈神経節
C = 下腸間膜動脈神経節
D = 骨盤神経節

注：ヒトの下腸間動脈神経節（C）は痕跡的である（福山氏）

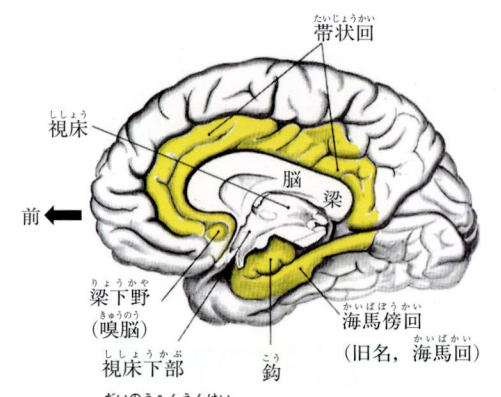

図140 大脳辺縁系（黄色の部分）

喜怒哀楽の感情や本能，また，痛覚，嗅覚，記憶などの中枢が大脳辺縁系である。辺縁系は原始的な古い大脳皮質からなり，視床下部と相互に連絡して，自律神経系を調節している。（図は右大脳半球の内側面）

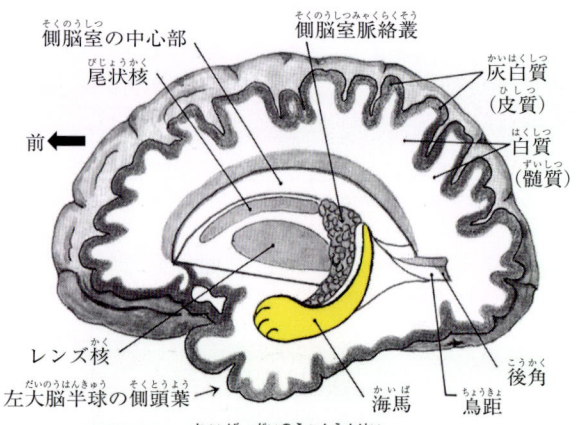

図141 海馬（大脳辺縁系の一部）

図は左大脳半球の表面を，左側から逐次削っていき，側脳室（p.41，図112）の内側壁に見えてくる海馬を示している。海馬は約5cm長の隆起で，図では黄色の部分。海馬は記憶と深く関係し，記憶喪失症で縮小することが知られている。

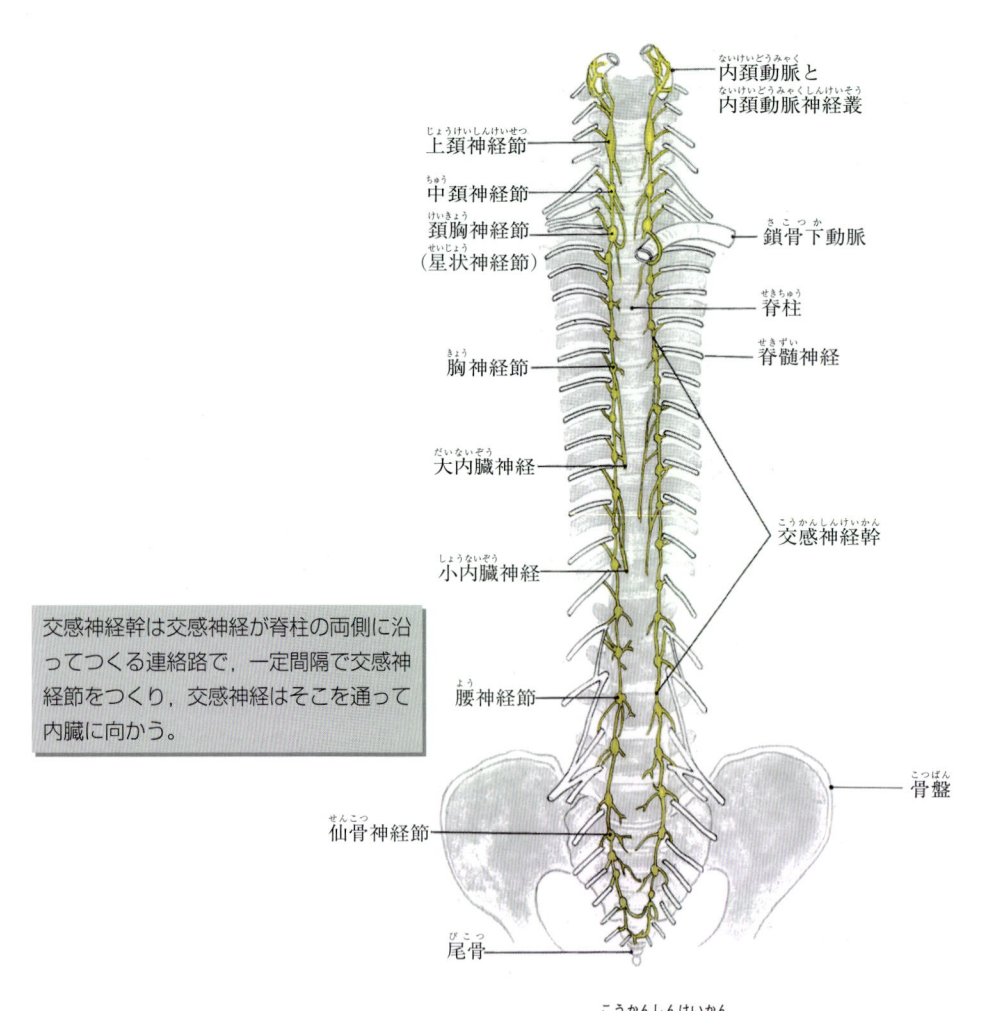

交感神経幹は交感神経が脊柱の両側に沿ってつくる連絡路で，一定間隔で交感神経節をつくり，交感神経はそこを通って内臓に向かう。

図142 交感神経幹　前面

— 50 —

索　引

(ゴシック体数字は，主要掲載頁を示す)

〔ア〕
アキレス腱・・・・・・・・・・・・・12
アキレス腱断裂・・・・・・・・・12
足の骨・・・・・・・・・・・・・・・・・7

〔イ〕
胃・・・・25, 26, 28, **30**, 32, 33, 36
胃潰瘍・・・・・・・・・・・・・・・・30
インカ骨・・・・・・・・・・・・・・・3
陰茎・・・・・・・・・・・・・・25, **34**
咽頭・・・・・・・・・・・・・・28, **30**
咽頭扁桃・・・・・・・・・・・・・・30

〔ウ〕
ウェルニッケ中枢・・・・・・・39
運動神経・・・・・・・・・・・・・・40
運動中枢・・・・・・・・・・・・・・39

〔エ〕
栄養管〔骨〕・・・・・・・・・・・・3
えら・・・・・・・・・・・・・・・・・37
延髄・・・・・・・・25, **39**, 40, 42

〔オ〕
尾〔胎児〕・・・・・・・・・・・・・37
横隔神経・・・・・・・・・・・・・・15
横隔膜・・・・・・・・・・・・25, 29
黄体・・・・・・・・・・・・・・35, 37

〔カ〕
外側溝・・・・・・・・・・・・・・・・39
外側膝状体・・・・・・・・・・・・42
回腸・・・・・・・・・・・・・・26, 28
外腸骨動脈・・・・・・・・・・・・20
外転神経・・・・・・・・・・22, 42
海馬・・・・・・・・・・・・・・・・・50
海綿質〔骨〕・・・・・・・・・・・・3
海綿静脈洞・・・・・・・・・・・・22
海綿静脈洞症候群・・・・・・22
外肋間筋・・・・・・・・・・・・・・11
下顎骨・・・・・・・・・・・・6, 8, 9

下顎神経・・・・・・・・・・・・・・43
蝸牛・・・・・・・・・・・・・・46, 47
下行動脈・・・・・・・・・・・・・・20
下肢静脈瘤・・・・・・・・・・・・18
下垂体・・・・22, 25, **35**, 39, 41, 42
下大静脈・・・・・・・・・・・29, **33**
肩関節周囲炎・・・・・・・・・・・9
滑液包・・・・・・・・・・・・・・8, 9
滑車神経・・・・・・・・・・22, 42
ガッセル神経節・・・・・・・・43
下肋部・・・・・・・・・・・・・・・・45
眼窩・・・・・・・・・・・・・・・・・48
感覚性言語中枢・・・・・・・・39
眼球・・・・・・・・・・・・・・46, 47
眼筋・・・・・・・・・・・・・・・・・47
寛骨・・・・・・・・・・・2, 3, 5, **8**
間質細胞・・・・・・・・・・・・・・35
冠状動脈(冠動脈)・・・・・・15
眼神経・・・・・・・・・・・・22, 43
関節・・・・・・・・・・・・・・・・8, 9
汗腺・・・・・・・・・・・・・・・・・47
肝臓・・・・・・25, **29**, 32, 33, 36
間脳・・・・・・・・・・・・・・・・・39
顔面筋・・・・・・・・・・・・・・・・11
顔面静脈・・・・・・・・・・・・・・19
顔面神経・・・・・・・・43, 46, 49
顔面神経麻痺・・・・・・・・・・43
顔面動脈・・・・・・・・・・17, 19
肝門・・・・・・・・・・・・・・19, 29

〔キ〕
気管・・・・・・・・・・・・・・31, 32
気管支・・・・・・・・・・・・31, 32
気管支動脈・・・・・・・・・・・・20
奇静脈・・・・・・・・・・・・21, **24**
拮抗作用・・・・・・・・・・・・・・13
嗅覚器・・・・・・・・・・・・・・・・48
球形嚢・・・・・・・・・・・・・・・・47
嗅神経・・・・・・・・・・・・・・・・42
橋〔脳〕・・・・・・・・・・・39, 41
胸郭・・・・・・・・・・・・・・・・・・8

胸管・・・・・・・・・・・・・・14, **24**
胸腔穿刺・・・・・・・・・・・・・・44
胸骨・・・・・・・・・2, 8, 25, 33, 36
胸腺・・・・・・・・・・・25, 32, 35
胸膜・・・・・・・・・・・・・・32, 33
強膜・・・・・・・・・・・・・・・・・46
季肋部・・・・・・・・・・・・・・・・45
筋〔全身〕・・・・・・・・・・10, 12
筋肉・・・・・・・・・・・・・・・・・11
筋皮神経・・・・・・・・・・・・・・43

〔ク〕
空腸・・・・・・・・・・・・・・26, 28
クモ膜・・・・・・・・・・・・・・・・41
クモ膜下腔・・・・・・・・・・・・41
クモ膜下出血・・・・・・・・・・41
グラーフ卵胞・・・・・・・・・・35
グラチォレー視放線・・・・42

〔ケ〕
毛・・・・・・・・・・・・・・・・・・・47
脛骨神経・・・・・・・・・・・・・・44
頸動脈・・・・・・・・・・・・16, 17
頸動脈洞(球)・・・・・・・・・・17
血液・・・・・・・・・・・・・・・・・14
血液循環・・・・・・・・・・・・・・14
月経・・・・・・・・・・・・・・・・・37
結腸・・・・・・・・・・・25, 26, **28**
腱・・・・・・・・・・・・・・・・・・・11
肩甲骨・・・・・・・・・・・・・・2, 3
言語中枢・・・・・・・・・・・・・・39
腱索〔心臓〕・・・・・・・・・・・15

〔コ〕
口蓋・・・・・・・・・・・・・・27, 28
口蓋垂・・・・・・・・・・・・・・・・27
口蓋扁桃・・・・・・・・・・27, 48
後角・・・・・・・・・・・・・・・・・39
睾丸・・・・・・・・・・・・・・26, **34**
交感神経・・・・・・・・38, **49**, 50
口峡・・・・・・・・・・・・・・・・・27

こうくう 口腔・・・・・・・・・・・・・・・・・・・27	じかん 耳管・・・・・・・・・・30, 46, 47, 48	しょぞく 所属リンパ節・・・・・・・・・・・24
こうくうせん　だえきせん 口腔腺(唾液腺)・・・・・・・・・・・27	しきゅう 子宮・・・・・・・・・・・・・34, 37	じりつしんけい 自律神経・・・・・・・・・38, 49, 50
こうさく 後索・・・・・・・・・・・・・・・・・39	しきゅうけいがん 子宮頚癌・・・・・・・・・・・・・34	しんきんこうそく 心筋梗塞・・・・・・・・・・・・・15
こうじょうせん 甲状腺・・・・・・・・・25, 32, **35**	しきゅうしゅうき 子宮週期・・・・・・・・・・・・・37	しんけい　ぜんしん 神経〔全身〕・・・・・・・・・・・38
こうじょうたい 項靭帯・・・・・・・・・・・・・・・12	しきゅうたい 四丘体・・・・・・・・・・・・39, 42	しんけい 神経の左右交叉・・・・・・・・・40
こうとう 喉頭・・・・・・・・・・・26, 28, 30	しきゅうたい 糸球体・・・・・・・・・・・・・・34	しんけつごうせん 真結合線・・・・・・・・・・・・・5
こうとうか 後頭顆・・・・・・・・・・・・・・・6	しきゅうないまく 子宮内膜・・・・・・・・・・・34, 37	しんせんはくどう 心尖拍動・・・・・・・・・・15, 36
こうとうがい 喉頭蓋・・・・・・・・・・・・25, 30	しげきでんどうけい　しんぞう 刺激伝導系〔心臓〕・・・・・・・・15	しんぞう 心臓・・・・・**14, 15**, 23, 33, 36, 44
こうとうこつ 後頭骨・・・・・・・・・・・・・3, 6	しこうさ 視交叉・・・・・・・・・・・・39, 42	じんぞう 腎臓・・・・・・・・・23, 33, **34**, 36
こうとうよう 後頭葉・・・・・・・・・・・・・・・39	しこつ 篩骨・・・・・・・・・・・・・6, 48	しんないまく 心内膜・・・・・・・・・・・・・15
こうまく 硬膜・・・・・・・・・・・・・22, **41**	しこつどう 篩骨洞・・・・・・・・・・・・・・31	
こうまくかけっしゅ 硬膜下血腫・・・・・・・・・・・41	しじさいぼう 支持細胞・・・・・・・・・・・・・35	〔ス〕
ごえん 誤嚥・・・・・・・・・・・・・・・31	ししょう 視床・・・・・・・・・・・・・・・39	ずいいきん 随意筋・・・・・・・・・・・・・10
こくしつ 黒質・・・・・・・・・・・・・・・41	ししょうかぶ 視床下部・・・・・・・・・39, 49, 50	ずいかく 髄核・・・・・・・・・・・・・・・4
こしつ　ちゅうじ 鼓室(中耳)・・・・・・46, **47**, 48	じしょうこつ 耳小骨・・・・・・・・・・・46, **47**	すいしょうたい 水晶体・・・・・・・・・・・・・46
ごじゅうかた 五十肩・・・・・・・・・・・・・・・9	ししんけい 視神経・・・・・・・・・・・42, 46	すいぞう 膵臓・・・・・・・・・・25, **29**, 35
こっかくきん 骨格筋・・・・・・・・・・・・・・10	しそう　しにく 歯槽，歯肉・・・・・・・・・・・27	すいたいがいろ 錐体外路・・・・・・・・・・・・40
こつずい 骨髄・・・・・・・・・・・・・・・3	した 舌・・・・・・・・・・・・・27, **48**	すいたいがいろしょうじょう 錐体外路症状・・・・・・・・・・40
こつそしょうしょう 骨粗鬆症・・・・・・・・・・・4, 9	しつがいこつ 膝蓋骨・・・・・・・・・・・・2, **9**	すいたいこうさ 錐体交叉・・・・・・・・・・・・40
こつたんせん 骨端線・・・・・・・・・・・・・・・3	しほうせん 視放線・・・・・・・・・・・・・・42	すいたいろ 錐体路・・・・・・・・・・・・・40
こつばん 骨盤・・・・・・・・・・・・・・・5	しゃっこつしんけい 尺骨神経・・・・・・・・・・・・43	ずいまく 髄膜・・・・・・・・・・・・・・41
こつまく 骨膜・・・・・・・・・・・・・・・3	しゅうし 終糸・・・・・・・・・・・・・・・25	
こまく 鼓膜・・・・・・・・・・・・・46, 47	しゅうさんき　しゅうせいき 周産期(周生期)・・・・・・・・・37	〔セ〕
	じゅうにしちょう 十二指腸・・・・・・・・26, 28, **29**	せいかん　せいさく 精管，精索・・・・・13, 26, 33, **34**
〔サ〕	しゅこんかんしょうこうぐん 手根管症候群・・・・・・・・・・43	せいし 精子・・・・・・・・・・・・35, 37
さいたい 臍帯・・・・・・・・・・・・・23, 37	じょうがくしんけい 上顎神経・・・・・・・・・・22, 43	せいじょうしんけいせつ 星状神経節・・・・・・・・・・・50
さいどう　じょうみゃく 臍動・静脈・・・・・・・・・・・23	じょうがくどう 上顎洞・・・・・・・・・・・・・31	せいそう 精巣・・・・・・・・・・26, 34, **35**
さこつ 鎖骨・・・・・・・・・・・・・・2, 3	しょうかたい 松果体・・・・・・・・・・25, 35, 39	せいそうきょきん 精巣挙筋・・・・・・・・・・・・13
さこつかどうみゃく 鎖骨下動脈・・・・・・・・・・15, 20	じょうこうだいどうみゃく 上行大動脈・・・・・・・・・・・20	せいそうじょうたい 精巣上体・・・・・・・・・・26, 34
ざこつしんけい 坐骨神経・・・・・・・・・・38, **44**	しょうしたい 硝子体・・・・・・・・・・・・・46	せいたい 声帯・・・・・・・・・・・・25, 30
ざこつしんけいつう 坐骨神経痛・・・・・・・・・・・44	しょうじゅんかん 小循環・・・・・・・・・・・・・14	せいちゅうしんけい 正中神経・・・・・・・・・・17, 43
さゆうこうさ　しんけい 左右交叉〔神経〕・・・・・・・・40	じょうだいじょうみゃく 上大静脈・・・・・・・・・・・・21	せいのう 精嚢・・・・・・・・・・・・25, 34
さんかくきん 三角筋・・・・・・・・・・・・10, 12	しょうちょう 小腸・・・・・・・・・・・・26, 28	せいもん 声門・・・・・・・・・・・・・・30
さんさしんけい 三叉神経・・・・・・・・22, 42, **43**	じょうちょうかんまくどうみゃく 上腸間膜動脈・・・・・・・・17, 20	せきさく 脊索・・・・・・・・・・・・・・・4
さんさしんけいせつ 三叉神経節・・・・・・・・・・・43	しょうのう 小脳・・・・・・・・・・・・39, 42	せきずい 脊髄・・・・・・・・・・・・38, 39
さんせんべん 三尖弁・・・・・・・・・・・・14, 15	じょうひしょうたい　ふくこうじょうせん 上皮小体(副甲状腺)・・・・・・・35	せきずいしんけい　せつ 脊髄神経(節)・・・・・・・・38, 39
さんはんきかん 三半規管・・・・・・・・・・46, **47**	じょうみゃく　ぜんしん 静脈〔全身〕・・・・・・・・・・21	せきずいふくこうかんしんけい 脊髄副交感神経・・・・・・・・・49
	じょうみゃくかく 静脈角・・・・・・・・・・・・・24	せきちゅう 脊柱・・・・・・・・・・・・・・・4
〔シ〕	じょうみゃくかん 静脈管・・・・・・・・・・・23, 29	ぜつ 舌・・・・・・・・・・・・・27, **48**
じかい 耳介・・・・・・・・・・・・・・・46	じょうみゃくべん 静脈弁・・・・・・・・・・・18, 24	ぜついんしんけい 舌咽神経・・・・・・・・・・42, 49
しかくちゅうすう 視覚中枢・・・・・・・・・・・・42	しょうもう 小網・・・・・・・・・・・・33, 34	ぜっこつ 舌骨・・・・・・・・・6, 11, 17, 30
しかくろ 視覚路・・・・・・・・・・・・・42	しょうわん 小弯・・・・・・・・・・・・・・30	さいぼう セルトリ細胞・・・・・・・・・・35
じかせん 耳下腺・・・・・・・・・・・・・27	しょくどう 食道・・・・・・・・・・・25, 30, 33	せんこつ 仙骨・・・・・・・・・・・・・2, 5
じかせんしんけいそう 耳下腺神経叢・・・・・・・・・・43	しょくどう　いじょうみゃくりゅう 食道・胃静脈瘤・・・・・・・・・19	せんこつしんけいそう 仙骨神経叢・・・・・・・・・・・44

線条体 ……………………… 40	恥骨下角，恥骨弓 ……… 5	〔ナ〕
前庭〔内耳〕 …………… 46, 47	恥骨結合 ………………… 5	内頸動脈 ………… 16, 17, 20, 22
前庭部〔胃〕 …………………… 30	腟 ……………………… 34	内頸静脈 ………… 19, 21, 22
前頭洞 ……………… 25, 30, **31**	緻密質 …………………… 3	内耳 …………………… 46, 47
泉門 ……………………… 8	中耳(鼓室) …………… 46, **47**	内耳神経 ………………… 42, 46
前立腺 ……………… 25, 26, 34	中心窩 ……………………… 46	内臓〔全身〕 …… 25, 26, 32, 36
	中心管 …………………… 39, 41	内臓神経(大，小) …………… 50
〔ソ〕	中心溝 …………………… 39	内分泌器官 ……………… 35
総頸動脈 ………………… 17, 20	虫垂 ……………… 26, 28, 36	内包 ……………………… 16, 40
総胆管 …………………… 29	虫垂炎 …………………… 36	軟膜 ……………………… 41
僧帽筋 ………………… 10, 11, 12	中脳水道 ………………… 39, 41	
僧帽弁 …………………… 14, 15	腸間膜(根) ……………… 29, 34	〔ニ〕
側脳室 …………………… 16, 41	蝶形骨洞 ……………… 22, **30**, 31	肉ばなれ ………………… 12
鼠径管 …………………… 13, 33	長骨 ……………………… 2, **3**	ニューロン ………………… 38
咀嚼筋 …………………… 13	腸腰筋 …………………… 33	乳腺 ……………………… 48
	直腸 ……………… 25, 26, 28, 34	乳頭筋 …………………… 15
〔タ〕		乳頭体 …………………… 39
大横径(胎児頭横径) ……… 37	〔ツ〕	乳ビ槽 …………………… 24
胎芽(胚子) ……………… 37	椎間円板(椎間板) ………… 4	尿管 ……………………… 33, 34
胎児 ……………………… 37	椎間孔 …………………… 4	尿道 ……………… 25, 26, 34
胎児の血液循環 …………… 23	椎骨 ……………………… 4	尿道球腺 …………………… 25, 34
体性神経 ………………… 38	椎骨動脈 ………………… 16, 17	妊娠期間 ………………… 37
大腿管，大腿輪 …………… 13, 33	爪 ………………………… 46	
大腿骨頸部骨折 ……………… 9		〔ノ〕
大腿四頭筋 ……………… 10	〔テ〕	脳幹 ……………………… 39
大腿動脈 ………………… 20, 24	手の動・静脈と神経 ……… 17	脳幹死，脳死 …………… 39
大腸 ……………………… 26, 28	手の骨 …………………… 7	脳弓 ……………………… 39
大動脈洞(ヴァルサルヴァ洞)		脳室 ……………………… 41
………………………… 20	〔ト〕	脳出血動脈 ……………… 16
大脳基底核 ……………… 16, 40	島〔脳〕 ……………………… 40	脳神経 …………………… 42
大脳動脈 ………………… 16, 17	頭蓋 ………………… 2, 3, 5, **6**	脳底動脈 ………………… 16
大脳半球 ………………… 39	動眼神経 ………… 22, 42, 49	脳の髄膜 ………………… 41
大脳辺縁系 ……………… 50	橈骨 …………………… 2, 3, 5, 9	脳梁 …………… 16, 39, 40, 50
胎盤 ……………………… 23, 37	橈骨神経 ……………… 18, **43**	
大網 ……………………… 32, 33	橈骨神経麻痺 …………… 43	〔ハ〕
大弯 ……………………… 30	橈骨動脈 ………………… 17, 20	歯 ………………………… 27
唾液腺(口腔腺) …………… 27	頭殿長〔胎児〕 ……………… 37	パーキンソン病 …………… 41
ダグラス窩 ………………… 34	洞房結節 ………………… 15	肺 ………………… 31, 32, 33
田原の房室結節 …………… 15	動脈〔全身〕 ……………… 20	肺循環 …………………… 14
胆石症 …………………… 29	動脈管 …………………… 23	肺静脈 …………………… 14
胆嚢 ………………… 28, **29**, 32	動脈管開存 ……………… 23	肺組織の番号付け ………… 32
	透明中隔 ………………… 39, 41	肺動脈 …………………… 14, 15
〔チ〕	トルコ鞍 ………………… 35	肺胞 ……………………… 31
知覚中枢 ………………… 39		肺門 ……………………… 31

板間層・・・・・・・・・・・・・・・22, 41
半月神経節・・・・・・・・・・・・・43

〔ヒ〕

皮下静脈・・・・・・・・・・・・・・・18
鼻腔・・・・・・・・・・・・・3, 31, 48
腓骨・・・・・・・・・・・・2, 3, 5, 7
ヒス束(房室束)・・・・・・・・・・・15
脾臓・・・・・・・・・・・・28, **29**, 36
鼻中隔・・・・・・・・・・22, 25, **31**, 48
鼻軟骨・・・・・・・・・・・・・・・48
皮膚の感覚神経・・・・・・・・・・・45
皮膚の構造・・・・・・・・・・・・・47
ヒラメ筋・・・・・・・・・・・・・・12
鼻涙管・・・・・・・・・・・・・46,48

〔フ〕

腹腔神経節・・・・・・・・・・33, **49**
腹腔動脈・・・・・・・・・・・**17**, 33
副交感神経・・・・・・・・・・・・・49
副腎・・・・・・・・・・・23, 33, **35**
副神経・・・・・・・・・・・・・・・42
腹大動脈・・・・・・・・・・・・20, 25
副鼻腔・・・・・・・・・・・・・・・31
腹壁の筋肉・・・・・・・・・・・・・13
腹膜・・・・・・・・・・・・・・29, **33**
不随意運動・・・・・・・・・・・16, 40
舞踏病・・・・・・・・・・・・・・・40
ブロカ中枢・・・・・・・・・・・・・39
噴門・・・・・・・・・・・・・・・・30

〔ヘ〕

平衡感覚器・・・・・・・・・・・46, 47
閉鎖孔, 閉鎖膜・・・・・・・・・・・5
閉鎖神経・・・・・・・・・・・・・・44
弁〔心臓〕・・・・・・・・・・・14, 15
弁〔脈管〕・・・・・・・・・・・・・24
扁桃・・・・・・・・・・・・・27, 30, 48

〔ホ〕

縫合〔新生児の頭蓋〕・・・・・・・・8
膀胱・・・・・・・・・・・・25, 33, 34
房室結節・・・・・・・・・・・・・・15
房室束・・・・・・・・・・・・・・・15
房室弁・・・・・・・・・・・・・14, 15
ボタロ管・・・・・・・・・・・・・・23
骨〔全身骨格〕・・・・・・・・2, 3, 5

〔マ〕

慢性副鼻腔炎・・・・・・・・・・・・31

〔メ〕

眼・・・・・・・・・・・・・・・46, 47
迷走神経・・・・・・・・・42, **44**, 49
迷路・・・・・・・・・・・・・・・・47
迷路動脈・・・・・・・・・・・・・・16

〔モ〕

毛帯交叉・・・・・・・・・・・・・・40
盲腸・・・・・・・・・・・・・・26, 28
網嚢・・・・・・・・・・・・・・・・34
網嚢孔・・・・・・・・・・・・・・・34
毛髪・・・・・・・・・・・・・・・・47
網膜・・・・・・・・・・・・・・・・46
毛様体・・・・・・・・・・・・・・・46
網様体・・・・・・・・・・・・・・・39
門脈・・・・・・・・・・・14, **19**, 29
門脈圧亢進・・・・・・・・・・・・・19
モンロー線・・・・・・・・・・・・・36

〔ユ〕

有核赤血球・・・・・・・・・・・・・14
幽門・・・・・・・・・・・・・・・・30

〔ヨ〕

腰神経叢・・・・・・・・・・・・・・44
腰椎・・・・・・・・・・・・・・・4, 5
腰椎椎間板ヘルニア・・・・・・・・44
羊膜・・・・・・・・・・・・・・・・37

〔ラ〕

ライディッヒ細胞・・・・・・・・・・35
ラセン動脈・・・・・・・・・・・・・37
卵円孔・・・・・・・・・・・・・・・23
卵円孔開存・・・・・・・・・・・・・23
卵管・・・・・・・・・・・・・・・・34
卵形嚢・・・・・・・・・・・・・・・47
ランゲルハンス島・・・・・・・・・・35
卵子・・・・・・・・・・・・・・35, 37
卵巣・・・・・・・・・・・・・・**34**, 35
卵胞・・・・・・・・・・・・・・35, 37

〔リ〕

梨状筋・・・・・・・・・・・・・・・44
立毛筋・・・・・・・・・・・・・・・47
リンパ管・・・・・・・・・・・・・・24
リンパ節・・・・・・・・・・・・・・24
リンパ本幹・・・・・・・・・・・・・24

〔ル〕

涙骨・・・・・・・・・・・・・・6, 48
涙腺・・・・・・・・・・・・・・・・46
涙嚢・・・・・・・・・・・・・・46, 48

〔レ〕

レンズ核・・・・・・・・・・・・16, 40

〔ロ〕

漏斗陥凹・・・・・・・・・・・・・・39
肋間神経・・・・・・・・・・・・38, 44
肋間動脈・・・・・・・・・・・・20, 44
肋骨・・・・・・・・・・・・2, 3, 5, **8**

〔ワ〕

腕神経叢・・・・・・・・・・・・・・43
腕頭静脈・・・・・・・・・・・・・・21
腕頭動脈・・・・・・・・・・・・15, 20

あ と が き

　三井但夫先生の『入門解剖図譜』は1974年に発行されて以来，ロングセラーを続ける名著です。私自身，患者さんへの説明，書類の作成，診療の参考として，日常診療においてたびたび本書を開き利用しています。その度ごとに，「内容豊富で，情報量の多いのに，コンパクトによくまとまっている」と感嘆していました。それは，多岐にわたった精密な図譜に，詳しく細部まで解剖用語が表示してあるためです。

　人体の基本的な形や機能に変化はありませんが，発行後35年を経て，社会環境，医療環境は大きく変わりました。高齢化社会，競争社会，生活習慣病の蔓延，医療現場でのインフォームド・コンセント（説明と同意）の浸透などがみられ，健康で充実して生きるには，各々が基本的な医学知識を備えることが必要となりました。そこで，新訂を依頼されて下記の方針でのぞみました。

　1．図譜と細部まで解剖用語の表示はすべて残し，さらに新しく人体機能，病気や介護の理解に必要な説明や用語の表示を加えました。

　2．誰もが容易に利用できるために，字体を正しく簡明化し，どの図譜を見ても，すぐに正しく読めるように，すべての用語にフリガナをふりました。

　3．検索機能を充実するために，すべての図譜の表題を目次にし，また索引にもフリガナをふりました。

　コンパクトで内容豊富な本書は，家庭，学校，図書室，診療所や病院，薬局，介護施設，スポーツジム，また薬剤や健康食品を扱う会社…などに好適で，ぜひ備えてほしい本です。また，「人体解剖学の必要にして十分な知識が備わった本」といえます。どうか，身近において，日常的にご利用ください。

　最後に，本書の新訂・編集にご尽力くださった建帛社の本間久雄製作部長，筑紫恒男社長の諸氏に心から感謝いたします。

　　　平成19年3月

　　　　　　　　　　　　　　　　　　　　　　　　　　医学博士　須田　都三男

著者略歴

三井 但夫（みつい ただお）

大正4年	神奈川県に生まれる
昭和13年	慶應義塾大学医学部卒
昭和24年	日本大学歯学部教授
昭和34年	慶應義塾大学医学部教授
昭和55年	東海大学医学部教授
	慶應義塾大学名誉教授
	専攻 解剖学
	医学博士

須田 都三男（すだ とみお）

昭和18年	東京都に生まれる
昭和44年	東京慈恵会医科大学卒
昭和50年	米国国立保健研究所（NIH）に留学（2年半）
昭和56年	東京慈恵会医科大学内科講師
平成3年	出版健康保険組合・健康管理センター名誉院長 現在に至る
	（平成4年～東京慈恵会医科大学内科学准教授を兼ねる）
	専攻 内科学
	医学博士

新 入門解剖図譜

1974年（昭和49年）4月 1日 初版発行～第36刷
2007年（平成19年）5月 1日 新版発行
2018年（平成30年）4月20日 新版第7刷発行

著　者　　三井 但夫
　　　　　須田 都三男
発行者　　筑紫 和男
発行所　　株式会社 建帛社 KENPAKUSHA

〒112-0011 東京都文京区千石4丁目2番15号
TEL（03）3944－2611
FAX（03）3946－4377
ホームページ http://www.kenpakusha.co.jp/

ISBN978-4-7679-1847-1 C3047　　あづま堂印刷／ブロケード
© 三井但夫，須田都三男　1974, 2007. Printed in Japan.

本書の複製権・翻訳権・上映権・公衆送信権等は株式会社建帛社が保有します。
JCOPY〈出版者著作権管理機構 委託出版物〉
本書の無断複製は著作権法上での例外を除き禁じられています。複製される場合は，そのつど事前に，出版者著作権管理機構（TEL03-3513-6969，FAX03-3513-6979，e-mail：info@jcopy.or.jp）の許諾を得て下さい。